La cuisine végane

Découvrez les saveurs végétales et appréciez la cuisine végane

Camille Laurent

Contenu

Asperges grillées, poivrons verts et courgettes 11

Courgettes et oignons rouges grillés nature 13

Maïs nature grillé et portobello 14

Aubergines et courgettes marinées grillées 15

Poivron et brocoli grillés 16

Chou-fleur et choux de Bruxelles grillés 17

Maïs grillé et champignons de Crimée 18

Aubergines rôties, courgettes et maïs 20

Courgettes et ananas grillés 22

Portobello et asperges grillées 23

Recette simple de légumes grillés 25

Aubergines japonaises grillées et champignons shiitake 27

Aubergine japonaise grillée et brocoli 28

Chou-fleur et choux de Bruxelles grillés 29

Recette de chou-fleur japonais grillé glacé au balsamique 30

Recette simple de légumes grillés 31

Aubergine Rôtie et Poivron Vert 32

Asperges portobello grillées et haricots verts au vinaigre de cidre
.... 33

Haricots grillés et champignons portobello 35

Choux de Bruxelles et haricots verts 36

Courgettes et oignons en vinaigrette ranch 37
Haricots verts grillés et ananas au vinaigre balsamique 38
Brocoli et aubergine grillés 40
Brocoli grillé et poivron vert.. 42
Carottes et courgettes grillées.. 43
Champignons Portobello grillés au vinaigre de cidre de pomme.. 44
Carottes grillées aux choux de Bruxelles 45
Recette de panais et courgettes grillés 46
Navet grillé à la vinaigrette orientale.. 47
Carottes, navets et portobello grillés glacés au vinaigre balsamique
.... 48
Courgettes et mangues grillées.. 49
Petits maïs grillés et haricots verts 50
Cœur d'artichaut grillé et choux de Bruxelles.................................. 51
Poivrons de brocoli grillés et choux de Bruxelles avec glaçage au miel et au cidre de pomme 52
Recette de Poivrons mélangés grillés aux bourgeons de brocoli .. 53
Aubergines Rôties, Courgettes Aux Divers Poivrons...................... 55
Portobello grillé et oignon rouge 57
Maïs grillé et oignons rouges 58
Choux de Bruxelles grillés, chou-fleur et asperges 59
Courgettes Grillées Aubergines Portobello et Asperges 60
Recette de poivrons verts grillés, de brocoli et d'asperges............ 62
Champignons portobello et courgettes grillés................................. 63

Asperges grillées, ananas et haricots verts 64

Haricots verts et aubergines grillés 65

Asperges et brocolis grillés 66

Chou-fleur et choux de Bruxelles grillés 67

Brocoli grillé et bouquets de brocoli 68

Courgettes grillées Oignons rouges Brocoli Fleurs et asperges 69

Haricots Verts Grillés Asperges Brocoli Fleurs et Ananas 72

Haricots edamames grillés 73

Gombo grillé, courgette et oignon rouge 74

Panais et courgettes grillées 75

Panais et gombo grillés 76

Brocoli grillé Panais Gombo et asperges 77

Navet et poivron grillés 78

Chou-fleur et brocoli grillés 79

Navet et ananas grillés 80

Panais et courgettes grillées 81

Navets grillés, oignons rouges et panais 82

Carottes, panais et brocolis grillés 83

Fleurs d'asperges grillées et brocoli 84

Chou-fleur grillé et mini épis de maïs 85

Cœur d'artichaut grillé et fleur de brocoli 86

Carottes et aubergines grillées 87

Petites carottes et courgettes grillées 88

Maïs rôti, mini tripes et asperges 89

Petites carottes et coeurs d'artichauts grillés 90

Haricots verts à l'ananas grillés et cœur d'artichaut 91

Brocoli grillé et petites carottes 93

Petites fleurs de maïs et de chou-fleur grillées simples 94

Carottes et poivrons grillés 95

Maïs miniatures grillés, cœurs d'artichauts et aubergines 96

Petites carottes et oignons rouges grillés 97

Asperges au brocoli grillé et champignons portobello 98

Coeur d'artichaut grillé 99

Petites carottes et champignons grillés 100

Cœur d'artichaut grillé et asperges 101

courgettes grillées 102

Aubergines rôties avec glaçage balsamique 103

Laitue et tomates grillées 104

Courgettes et poivrons grillés 106

Aubergine rôtie et oignon rouge 108

Asperges grillées Choux de Bruxelles Fleurons de brocoli 110

Courgettes grillées dans un glaçage au miel et au cidre de pomme
.... 112

Courgettes grillées coeurs d'artichauts et oignons rouges 114

Fleurons de courgettes et brocolis grillés 116

Salade thaïlandaise de laitue pommée au beurre d'arachide 119

Salade de laitue, oignons et cacahuètes 121

Salade de laitue, amandes et fromage à la crème végétalien 123

Salade de laitue Boston et tomates d..125
Laitue et tomates avec vinaigrette à la coriandre..............................126
Salade de légumes mélangés et d'amandes 127
Salade végétalienne à la ciboulette et à la ricotta.............................128
Salade de laitue aux noix et parmesan vegan..................................129
Salade de laitue végétalienne avec tomatillo et ricotta 130
Salade végétalienne de tomates et de chou frisé au parmesan 131
Salade de tomates aux épinards et aux amandes 132
Salade de chou frisé aux tomates 134
Salade d'amandes vertes et ricotta végétalienne.............................136
Salade de Chicorée aux Tomates et Amandes................................137
Salade de tomates et d'amandes au chou frisé 139
Salade d'endives aux amandes et tomates 140
Salade de Chicorée avec Tomatillo et Amandes..............................142
Salade de laitue aux amandes et tomates cerises 143
Salade végétalienne de tomates et d'épinards au parmesan 145
Salade végétalienne de tomates et de chou frisé au parmesan 146
Salade de tomatilles avec légumes variés et fromage ricotta végétalien 148
Salade d'escaroles aux amandes et fromage ricotta végétalien ...150
Salade de Chicorée aux Tomates et Amandes................................151
Salade d'épinards, courgettes et amandes 153
Kale Concombre Tomate Tofu Ricotta Salade..................................154
Salade mélangée de tofu aux amandes vertes et à la ricotta.........156

Salade végétalienne de tomates et de chou frisé au parmesan ... 158
Salade végétalienne de tomates cerfeuil et parmesan 160
Bib Laitue Tomatillo et Tofu Salade de Fromage Ricotta 162
Salade d'épinards aux tomates et aux amandes 165
Salade de tomates au chou nappa et au parmesan végétalien 167
Salade d'endives, tomatilles et amandes 168
Salade de tomate chou frisé et tofu ricotta 169
Salade de tomates au chou Napa et fromage ricotta au tofu 170
Salade de tomates aux betteraves tendres et fromage végétalien 171
Salade de laitue super simple 173
Salade de laitue facile 174
Salade boston facile 175
Salade de légumes mélangés facile 176
Salade de laitue 177
Salade de laitue Boston glacée au balsamique 178
Salade d'endives simple 179
salade de légumes mélangés 180
Salade de Boston aux cacahuètes 181
Laitue Boston glacée au balsamique 182
Laitue Bib avec Sauce aux Noix 183
Laitue romaine avec sauce aux noisettes 184
Salade de légumes mélangés avec vinaigrette aux amandes 185
Salade d'escaroles aux pistaches et vinaigre balsamique 186

Laitue Bib avec sauce aux noix de cajou	187
Salade de laitue romaine avec vinaigrette aux noix	188
Salade de légumes mélangés avec vinaigrette aux amandes	189
Salade de laitue romaine avec vinaigrette aux noix de cajou	191
Salade d'escaroles à la sauce aux noisettes	192
Salade de laitue avec vinaigrette aux cacahuètes	193
Salade de laitue Boston grillée	194
Salade de laitue romaine grillée	195
Salade Romaine Grillée et Vinaigrette aux Noix de Cajou	196
Salade de laitue grillée avec sauce aux amandes	197
Chou nappa grillé avec sauce aux noix de cajou	198
Salade de laitue Boston grillée et salade de noix de cajou	199
Salade de laitue grillée et olives vertes	200
Salade de laitue grillée et olives vertes	201
Salade de romaine grillée et câpres vertes	202
Salade Romaine Grillée et Câpres	203
Salade d'olives noires de Boston grillées	204
Salade romaine grillée aux olives Kalamata	205
Laitue Roma aux olives vertes et sauce aux pistaches	206
Câpres de laitue romaine et vinaigrette aux amandes	207
Laitue Boston avec cœur d'artichaut et sauce aux noix de cajou	208
Artichauts et coeurs d'artichauts glacés au balsamique	209
Artichaut sauce aux noix et olives vertes	210
Laitue aux Olives Noires et Coeur d'Artichaut	211

Coeur d'artichaut avec salade d'olives noires 212

Salade de coeurs d'artichauts et d'olives noires à la laitue Boston 213

Salade de laitue romaine avec cœur d'artichaut et vinaigrette de macadamia 215

Bib Laitue Salade d'Olives Noires et de Cœurs d'Artichauts 216

Laitue Boston au vinaigre de cidre de pomme 217

Salade romaine aux coeurs d'artichauts et vinaigrette aux noix de cajou 218

Salade de coeurs d'artichauts à la laitue et aux olives vertes 219

Bib Laitue Salade Kalamata Olive et Coeur d'Artichaut 220

Salade de laitue, mini maïs et cœur d'artichaut 221

Salade de mini-carottes avec laitue Boston et cœurs d'artichauts 222

Salade de laitue, olives noires et mini maïs 223

Asperges grillées, poivrons verts et courgettes

Ingrédients marins

1/4 tasse d'huile d'olive extra vierge

2 cuillères à soupe de miel

4 cuillères à café de vinaigre balsamique

1 cuillère à café de thym séché

1 cuillère à café d'ail en poudre

1/8 cuillère à café de poivre noir arc-en-ciel

sel de mer

ingrédients végétaux

1 livre d'asperges fraîches, hachées

3 petites carottes, coupées en deux dans le sens de la longueur

1 gros poivron vert doux coupé en lanières de 1 pouce

1 courge d'été jaune moyenne, coupée en tranches de 1/2 pouce

1 oignon jaune moyen, coupé en quartiers

Mélanger les ingrédients de la marinade.

Combinez 3 cuillères à soupe de marinade et de légumes dans un sac.

Laisser mariner 1h30 à température ambiante ou toute la nuit au réfrigérateur.

Griller les légumes à feu moyen pendant 8 à 12 minutes ou jusqu'à ce qu'ils soient tendres.

Saupoudrer du reste de marinade.

Courgettes et oignons rouges grillés nature

Contenu

2 grosses courgettes, coupées sur la longueur en tranches de ½ po

2 gros oignons rouges, coupés en rondelles de ½ po, mais ne coupez pas en rondelles individuelles

2 cuillères à soupe. Huile d'olive vierge extra

2 cuillères à soupe. mélange de vinaigrette de la ferme

Badigeonner légèrement tous les côtés des légumes avec de l'huile d'olive.

Assaisonner avec le mélange pour vinaigrette ranch.

Griller pendant 4 minutes à feu moyen ou jusqu'à tendreté.

Maïs nature grillé et portobello

Contenu

2 gros épis de maïs, coupés dans le sens de la longueur

5 Portobellos, rincés et égouttés

Ingrédients marins :

6 cuillères à soupe d'huile d'olive extra vierge

sel de mer, au goût

3 cuillères à soupe de vinaigre blanc distillé

1 cuillère à café de moutarde de Dijon

Faire mariner les légumes dans la sauce ou la marinade pendant 15 à 30 minutes.

Griller pendant 4 minutes à feu moyen ou jusqu'à ce que les légumes soient tendres.

Aubergines et courgettes marinées grillées

Contenu

2 grosses aubergines, coupées en deux dans le sens de la longueur

2 grosses courgettes, tranchées dans le sens de la longueur et coupées en deux

Ingrédients marins :

6 cuillères à soupe d'huile d'olive extra vierge

sel de mer, au goût

3 cuillères à soupe de vinaigre blanc distillé

1 cuillère à café de moutarde de Dijon

Faire mariner les légumes dans la sauce ou la marinade pendant 15 à 30 minutes.

Griller pendant 4 minutes à feu moyen ou jusqu'à ce que les légumes soient tendres.

Poivron et brocoli grillés

Contenu

2 poivrons verts, coupés en deux

10 bouquets de brocoli

Ingrédients marins :

6 cuillères à soupe d'huile d'olive extra vierge

sel de mer, au goût

3 cuillères à soupe de vinaigre blanc distillé

1 cuillère à café de moutarde de Dijon

Faire mariner les légumes dans la sauce ou la marinade pendant 15 à 30 minutes.

Griller pendant 4 minutes à feu moyen ou jusqu'à ce que les légumes soient tendres.

Chou-fleur et choux de Bruxelles grillés

Contenu

10 fleurs de chou-fleur

10 pièces choux de Bruxelles

Ingrédients marins :

6 cuillères à soupe d'huile d'olive extra vierge

sel de mer, au goût

3 cuillères à soupe de vinaigre blanc distillé

1 cuillère à café de moutarde de Dijon

Faire mariner les légumes dans la sauce ou la marinade pendant 15 à 30 minutes.

Griller pendant 4 minutes à feu moyen ou jusqu'à ce que les légumes soient tendres.

Maïs grillé et champignons de Crimée

Contenu

2 tripes, coupées dans le sens de la longueur

10 Champignons Crimini, rincés et égouttés

Ingrédients marins :

6 cuillères à soupe d'huile d'olive extra vierge

sel de mer, au goût

3 cuillères à soupe de vinaigre blanc distillé

1 cuillère à café de moutarde de Dijon

Faire mariner les légumes dans la sauce ou la marinade pendant 15 à 30 minutes.

Griller pendant 4 minutes à feu moyen ou jusqu'à ce que les légumes soient tendres.

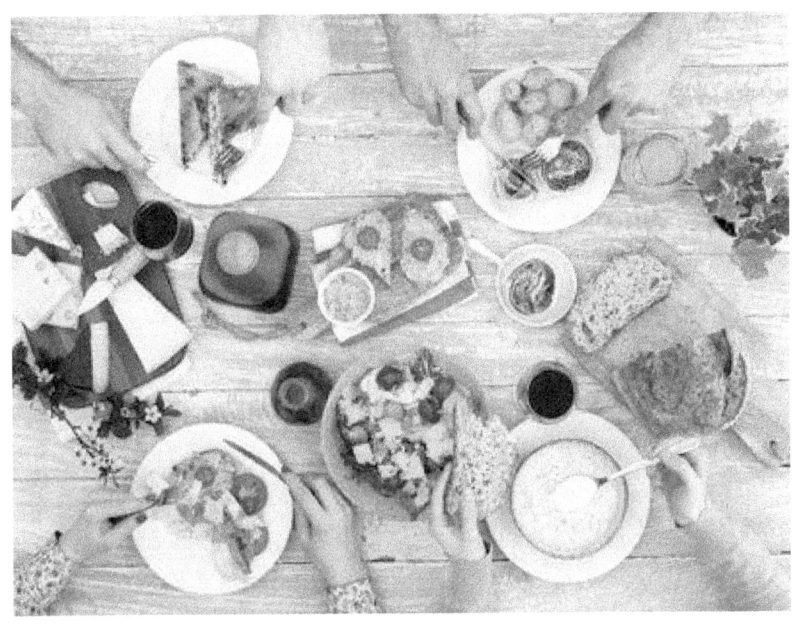

Aubergines rôties, courgettes et maïs

Contenu

2 grosses aubergines, coupées en deux dans le sens de la longueur

2 grosses courgettes, tranchées dans le sens de la longueur et coupées en deux

2 tripes, coupées dans le sens de la longueur

Ingrédients marins :

6 cuillères à soupe d'huile d'olive extra vierge

sel de mer, au goût

3 cuillères à soupe de vinaigre blanc distillé

1 cuillère à café de moutarde de Dijon

Faire mariner les légumes dans la sauce ou la marinade pendant 15 à 30 minutes.

Griller pendant 4 minutes à feu moyen ou jusqu'à ce que les légumes soient tendres.

Courgettes et ananas grillés

Contenu

2 grosses courgettes, coupées sur la longueur en tranches de ½ po

2 gros oignons rouges, coupés en rondelles de ½ po, mais ne coupez pas en rondelles individuelles

1 ananas moyen coupé en tranches de 1/2 pouce

10 haricots verts

Ingrédients marins :

6 cuillères à soupe d'huile d'olive extra vierge

sel de mer, au goût

3 cuillères à soupe de vinaigre blanc distillé

1 cuillère à café de moutarde de Dijon

Faire mariner les légumes dans la sauce ou la marinade pendant 15 à 30 minutes.

Griller pendant 4 minutes à feu moyen ou jusqu'à ce que les légumes soient tendres.

Portobello et asperges grillées

Contenu

3 pièces. Portobello, rincé et égoutté

2 aubergines, tranchées dans le sens de la longueur et coupées en deux

2 courgettes, tranchées dans le sens de la longueur et coupées en deux

6 asperges

Ingrédients marins :

6 cuillères à soupe d'huile d'olive extra vierge

sel de mer, au goût

3 cuillères à soupe de vinaigre blanc distillé

1 cuillère à café de moutarde de Dijon

Faire mariner les légumes dans la sauce ou la marinade pendant 15 à 30 minutes.

Griller pendant 4 minutes à feu moyen ou jusqu'à ce que les légumes soient tendres.

Recette simple de légumes grillés

Contenu

3 pièces. Portobello, rincé et égoutté

2 aubergines, tranchées dans le sens de la longueur et coupées en deux

2 courgettes, tranchées dans le sens de la longueur et coupées en deux

6 asperges

matériel de pansement

6 cuillères à soupe d'huile d'olive extra vierge

sel de mer, au goût

3 cuillères à soupe de vinaigre de cidre de pomme

1 cuillère à soupe. Chéri

1 cuillère à café de mayonnaise sans œuf

Faire mariner les légumes dans la sauce ou la marinade pendant 15 à 30 minutes.

Griller pendant 4 minutes à feu moyen ou jusqu'à ce que les légumes soient tendres.

Aubergines japonaises grillées et champignons shiitake

Contenu

Tripes, coupées dans le sens de la longueur

2 aubergines japonaises, tranchées dans le sens de la longueur et coupées en deux

Champignons shiitake, rincés et égouttés

matériel de pansement

6 cuillères à soupe d'huile d'olive

sel de mer, au goût

3 cuillères à soupe de vinaigre de vin blanc

1 cuillère à café de mayonnaise sans œuf

Faire mariner les légumes dans la sauce ou la marinade pendant 15 à 30 minutes.

Griller pendant 4 minutes à feu moyen ou jusqu'à ce que les légumes soient tendres.

Aubergine japonaise grillée et brocoli

Contenu

2 poivrons verts, coupés en deux

10 bouquets de brocoli

2 aubergines japonaises, tranchées dans le sens de la longueur et coupées en deux

matériel de pansement

6 cuillères à soupe d'huile de sésame

sel de mer, au goût

3 cuillères à soupe de vinaigre blanc distillé

1 cuillère à café de mayonnaise sans œuf

Faire mariner les légumes dans la sauce ou la marinade pendant 15 à 30 minutes.

Griller pendant 4 minutes à feu moyen ou jusqu'à ce que les légumes soient tendres.

Chou-fleur et choux de Bruxelles grillés

Contenu

10 fleurs de chou-fleur

10 pièces choux de Bruxelles

matériel de pansement

6 cuillères à soupe d'huile de sésame

sel de mer, au goût

3 cuillères à soupe de vinaigre blanc distillé

1 cuillère à café de mayonnaise sans œuf

Faire mariner les légumes dans la sauce ou la marinade pendant 15 à 30 minutes.

Griller pendant 4 minutes à feu moyen ou jusqu'à ce que les légumes soient tendres.

Recette de chou-fleur japonais grillé glacé au balsamique

Contenu

2 poivrons verts, coupés en deux dans le sens de la longueur

10 fleurs de chou-fleur

2 aubergines japonaises, tranchées dans le sens de la longueur et coupées en deux

matériel de pansement

6 cuillères à soupe d'huile d'olive extra vierge

sel de mer, au goût

3 cuillères à soupe de vinaigre balsamique

1 cuillère à café de moutarde de Dijon

Faire mariner les légumes dans la sauce ou la marinade pendant 15 à 30 minutes.

Griller pendant 4 minutes à feu moyen ou jusqu'à ce que les légumes soient tendres.

Recette simple de légumes grillés

Contenu

2 grosses aubergines, coupées en deux dans le sens de la longueur

1 grosse courgette, tranchée dans le sens de la longueur et coupée en deux

5 fleurs de brocoli

Ingrédients marins :

6 cuillères à soupe d'huile d'olive extra vierge

sel de mer, au goût

3 cuillères à soupe de vinaigre blanc distillé

1 cuillère à café de moutarde de Dijon

Faire mariner les légumes dans la sauce ou la marinade pendant 15 à 30 minutes.

Griller pendant 4 minutes à feu moyen ou jusqu'à ce que les légumes soient tendres.

Aubergine Rôtie et Poivron Vert

Contenu

2 poivrons verts, coupés en deux

10 bouquets de brocoli

2 aubergines, tranchées dans le sens de la longueur et coupées en deux

matériel de pansement

6 cuillères à soupe d'huile d'olive

sel de mer, au goût

3 cuillères à soupe de vinaigre de vin blanc

1 cuillère à café de moutarde anglaise

Faire mariner les légumes dans la sauce ou la marinade pendant 15 à 30 minutes.

Griller pendant 4 minutes à feu moyen ou jusqu'à ce que les légumes soient tendres.

Asperges portobello grillées et haricots verts au vinaigre de cidre

Contenu

3 pièces. Portobello, rincé et égoutté

2 aubergines, tranchées dans le sens de la longueur et coupées en deux

2 courgettes, tranchées dans le sens de la longueur et coupées en deux

6 asperges

1 ananas moyen coupé en tranches de 1/2 pouce

10 haricots verts

matériel de pansement

6 cuillères à soupe d'huile d'olive extra vierge

sel de mer, au goût

3 cuillères à soupe de vinaigre de cidre de pomme

1 cuillère à soupe. Chéri

1 cuillère à café de mayonnaise sans œuf

Faire mariner les légumes dans la sauce ou la marinade pendant 15 à 30 minutes.

Griller pendant 4 minutes à feu moyen ou jusqu'à ce que les légumes soient tendres.

Haricots grillés et champignons portobello

Contenu

Tripes, coupées dans le sens de la longueur

5 champignons Portobello, rincés et égouttés

10 haricots verts

matériel de pansement

6 cuillères à soupe d'huile d'olive

sel de mer, au goût

3 cuillères à soupe de vinaigre de vin blanc

1 cuillère à café de mayonnaise sans œuf

Faire mariner les légumes dans la sauce ou la marinade pendant 15 à 30 minutes.

Griller pendant 4 minutes à feu moyen ou jusqu'à ce que les légumes soient tendres.

Choux de Bruxelles et haricots verts

Contenu

10 fleurs de chou-fleur

10 pièces choux de Bruxelles

10 haricots verts

matériel de pansement

6 cuillères à soupe d'huile d'olive

sel de mer, au goût

3 cuillères à soupe de vinaigre de vin blanc

1 cuillère à café de mayonnaise sans œuf

Faire mariner les légumes dans la sauce ou la marinade pendant 15 à 30 minutes.

Griller pendant 4 minutes à feu moyen ou jusqu'à ce que les légumes soient tendres.

Courgettes et oignons en vinaigrette ranch

Contenu

2 grosses courgettes, coupées sur la longueur en tranches de ½ po

2 gros oignons rouges, coupés en rondelles de ½ po, mais ne coupez pas en rondelles individuelles

2 cuillères à soupe. Huile d'olive vierge extra

2 cuillères à soupe. mélange de vinaigrette de la ferme

Faire mariner les légumes dans la sauce ou la marinade pendant 15 à 30 minutes.

Griller pendant 4 minutes à feu moyen ou jusqu'à ce que les légumes soient tendres.

Haricots verts grillés et ananas au vinaigre balsamique

Contenu

1 ananas moyen coupé en tranches de 1/2 pouce

10 haricots verts

matériel de pansement

6 cuillères à soupe d'huile d'olive extra vierge

sel de mer, au goût

3 cuillères à soupe de vinaigre balsamique

1 cuillère à café de moutarde de Dijon

Faire mariner les légumes dans la sauce ou la marinade pendant 15 à 30 minutes.

Griller pendant 4 minutes à feu moyen ou jusqu'à ce que les légumes soient tendres.

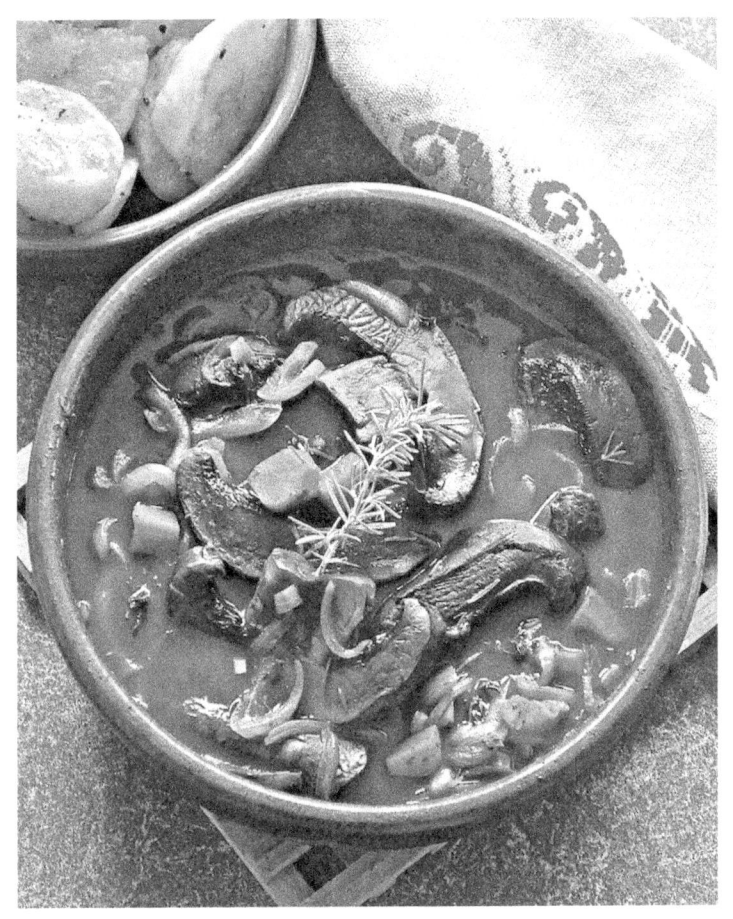

Brocoli et aubergine grillés

Contenu

1 grosse aubergine, tranchée dans le sens de la longueur et coupée en deux

1 grosse courgette, tranchée dans le sens de la longueur et coupée en deux

10 haricots verts

10 bouquets de brocoli

Ingrédients marins :

6 cuillères à soupe d'huile d'olive extra vierge

sel de mer, au goût

3 cuillères à soupe de vinaigre blanc distillé

1 cuillère à café de moutarde de Dijon

Faire mariner les légumes dans la sauce ou la marinade pendant 15 à 30 minutes.

Griller pendant 4 minutes à feu moyen ou jusqu'à ce que les légumes soient tendres.

Brocoli grillé et poivron vert

Contenu

2 poivrons verts, coupés en deux

8 bouquets de brocoli

matériel de pansement

6 cuillères à soupe d'huile de sésame

sel de mer, au goût

3 cuillères à soupe de vinaigre blanc distillé

1 cuillère à café de mayonnaise sans œuf

Faire mariner les légumes dans la sauce ou la marinade pendant 15 à 30 minutes.

Griller pendant 4 minutes à feu moyen ou jusqu'à ce que les légumes soient tendres.

Carottes et courgettes grillées

Contenu

2 grosses courgettes, coupées sur la longueur en tranches de ½ po

1 gros oignon rouge, coupé en rondelles de ½ pouce mais pas en rondelles individuelles

1 grosse carotte, pelée et coupée dans le sens de la longueur

matériel de pansement

6 cuillères à soupe d'huile d'olive

sel de mer, au goût

3 cuillères à soupe de vinaigre de vin blanc

1 cuillère à café de moutarde anglaise

Faire mariner les légumes dans la sauce ou la marinade pendant 15 à 30 minutes.

Griller pendant 4 minutes à feu moyen ou jusqu'à ce que les légumes soient tendres.

Champignons Portobello grillés au vinaigre de cidre de pomme

Contenu

Tripes, coupées dans le sens de la longueur

5 champignons Portobello, rincés et égouttés

matériel de pansement

6 cuillères à soupe d'huile d'olive extra vierge

sel de mer, au goût

3 cuillères à soupe de vinaigre de cidre de pomme

1 cuillère à soupe. Chéri

1 cuillère à café de mayonnaise sans œuf

Faire mariner les légumes dans la sauce ou la marinade pendant 15 à 30 minutes.

Griller pendant 4 minutes à feu moyen ou jusqu'à ce que les légumes soient tendres.

Carottes grillées aux choux de Bruxelles

Contenu

10 fleurs de chou-fleur

10 pièces choux de Bruxelles

1 grosse carotte, pelée et coupée dans le sens de la longueur

matériel de pansement

6 cuillères à soupe d'huile d'olive

sel de mer, au goût

3 cuillères à soupe de vinaigre de vin blanc

1 cuillère à café de mayonnaise sans œuf

Faire mariner les légumes dans la sauce ou la marinade pendant 15 à 30 minutes.

Griller pendant 4 minutes à feu moyen ou jusqu'à ce que les légumes soient tendres.

Recette de panais et courgettes grillés

Contenu

1 gros panais, pelé et coupé dans le sens de la longueur

1 grosse courgette, coupée sur la longueur en tranches de ½ pouce

2 gros oignons rouges, coupés en rondelles de ½ po, mais ne coupez pas en rondelles individuelles

Ingrédients marins :

6 cuillères à soupe d'huile d'olive extra vierge

sel de mer, au goût

3 cuillères à soupe de vinaigre blanc distillé

1 cuillère à café de moutarde de Dijon

Faire mariner les légumes dans la sauce ou la marinade pendant 15 à 30 minutes.

Griller pendant 4 minutes à feu moyen ou jusqu'à ce que les légumes soient tendres.

Navet grillé à la vinaigrette orientale

Contenu

1 gros navet, pelé et coupé dans le sens de la longueur

2 poivrons verts, coupés en deux

10 bouquets de brocoli

matériel de pansement

6 cuillères à soupe d'huile de sésame

sel de mer, au goût

3 cuillères à soupe de vinaigre blanc distillé

1 cuillère à café de mayonnaise sans œuf

Faire mariner les légumes dans la sauce ou la marinade pendant 15 à 30 minutes.

Griller pendant 4 minutes à feu moyen ou jusqu'à ce que les légumes soient tendres.

Carottes, navets et portobello grillés glacés au vinaigre balsamique

Contenu

1 grosse carotte, pelée et coupée dans le sens de la longueur

1 gros navet, pelé et coupé dans le sens de la longueur

1 maïs, coupé dans le sens de la longueur

2 champignons Portobello, rincés et égouttés

matériel de pansement

6 cuillères à soupe d'huile d'olive extra vierge

sel de mer, au goût

3 cuillères à soupe de vinaigre balsamique

1 cuillère à café de moutarde de Dijon

Faire mariner les légumes dans la sauce ou la marinade pendant 15 à 30 minutes.

Griller pendant 4 minutes à feu moyen ou jusqu'à ce que les légumes soient tendres.

Courgettes et mangues grillées

Contenu

2 grosses courgettes, tranchées dans le sens de la longueur et coupées en deux

2 grosses mangues, coupées dans le sens de la longueur et épépinées

matériel de pansement

6 cuillères à soupe d'huile de sésame

sel de mer, au goût

3 cuillères à soupe de vinaigre blanc distillé

1 cuillère à café de mayonnaise sans œuf

Faire mariner les légumes dans la sauce ou la marinade pendant 15 à 30 minutes.

Griller pendant 4 minutes à feu moyen ou jusqu'à ce que les légumes soient tendres.

Pour la mangue, faites-la griller jusqu'à ce que vous commenciez à voir des taches brunes.

Petits maïs grillés et haricots verts

Contenu

½ tasse de maïs miniature

1 ananas moyen coupé en tranches de 1/2 pouce

10 haricots verts

2 gros oignons rouges, coupés en rondelles de ½ po, mais ne coupez pas en rondelles individuelles

matériel de pansement

6 cuillères à soupe d'huile d'olive

sel de mer, au goût

3 cuillères à soupe de vinaigre de vin blanc

1 cuillère à café de moutarde anglaise

Faire mariner les légumes dans la sauce ou la marinade pendant 15 à 30 minutes.

Griller pendant 4 minutes à feu moyen ou jusqu'à ce que les légumes soient tendres.

Cœur d'artichaut grillé et choux de Bruxelles

Contenu

½ tasse de coeurs d'artichauts en conserve

5 fleurs de brocoli

10 pièces choux de Bruxelles

matériel de pansement

6 cuillères à soupe d'huile d'olive

sel de mer, au goût

3 cuillères à soupe de vinaigre de vin blanc

1 cuillère à café de mayonnaise sans œuf

Faire mariner les légumes dans la sauce ou la marinade pendant 15 à 30 minutes.

Griller pendant 4 minutes à feu moyen ou jusqu'à ce que les légumes soient tendres.

Poivrons de brocoli grillés et choux de Bruxelles avec glaçage au miel et au cidre de pomme

Contenu

10 bouquets de brocoli

½ tasse de coeurs d'artichauts en conserve

10 choux de Bruxelles

matériel de pansement

6 cuillères à soupe d'huile d'olive extra vierge

sel de mer, au goût

3 cuillères à soupe de vinaigre de cidre de pomme

1 cuillère à soupe. Chéri

1 cuillère à café de mayonnaise sans œuf

Faire mariner les légumes dans la sauce ou la marinade pendant 15 à 30 minutes.

Griller pendant 4 minutes à feu moyen ou jusqu'à ce que les légumes soient tendres.

Recette de Poivrons mélangés grillés aux bourgeons de brocoli

Contenu

1 poivron vert, coupé en deux

1 poivron jaune, coupé en deux

1 poivron rouge, coupé en deux

10 bouquets de brocoli

Ingrédients marins :

6 cuillères à soupe d'huile d'olive extra vierge

sel de mer, au goût

3 cuillères à soupe de vinaigre blanc distillé

1 cuillère à café de moutarde de Dijon

Faire mariner les légumes dans la sauce ou la marinade pendant 15 à 30 minutes.

Griller pendant 4 minutes à feu moyen ou jusqu'à ce que les légumes soient tendres.

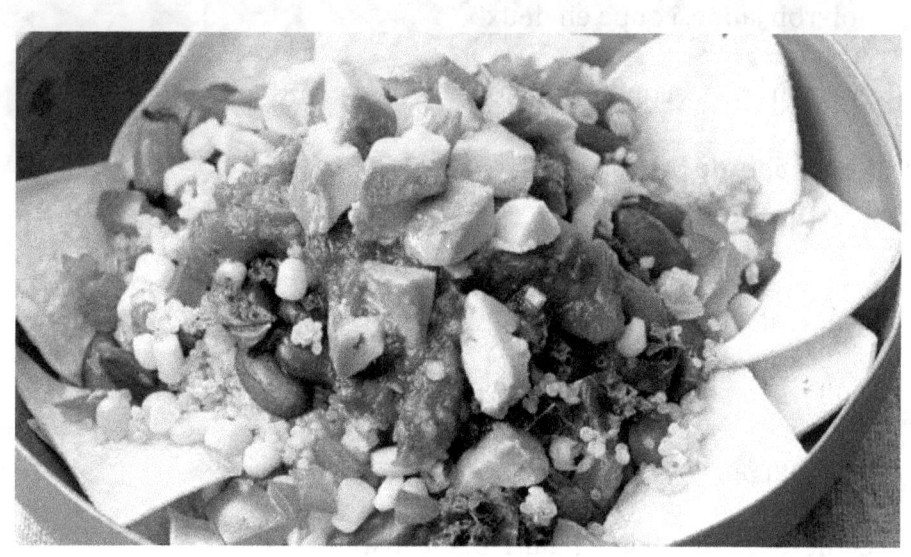

Aubergines Rôties, Courgettes Aux Divers Poivrons

Contenu

1 petite aubergine, tranchée dans le sens de la longueur et coupée en deux

1 petite courgette, tranchée dans le sens de la longueur et coupée en deux

1 poivron vert, coupé en deux

1 poivron jaune, coupé en deux

1 poivron rouge, coupé en deux

matériel de pansement

6 cuillères à soupe d'huile de sésame

sel de mer, au goût

3 cuillères à soupe de vinaigre blanc distillé

1 cuillère à café de mayonnaise sans œuf

Faire mariner les légumes dans la sauce ou la marinade pendant 15 à 30 minutes.

Griller pendant 4 minutes à feu moyen ou jusqu'à ce que les légumes soient tendres.

Portobello grillé et oignon rouge

Contenu

1 maïs, coupé dans le sens de la longueur

5 champignons Portobello, rincés et égouttés

1 oignon rouge moyen, coupé en rondelles de ½ pouce mais pas en rondelles individuelles

matériel de pansement

6 cuillères à soupe d'huile d'olive extra vierge

sel de mer, au goût

3 cuillères à soupe de vinaigre balsamique

1 cuillère à café de moutarde de Dijon

Faire mariner les légumes dans la sauce ou la marinade pendant 15 à 30 minutes.

Griller pendant 4 minutes à feu moyen ou jusqu'à ce que les légumes soient tendres.

Maïs grillé et oignons rouges

Contenu

2 grosses courgettes, coupées sur la longueur en tranches de ½ po

2 gros oignons rouges, coupés en rondelles de ½ po, mais ne coupez pas en rondelles individuelles

1 maïs, coupé dans le sens de la longueur

matériel de pansement

6 cuillères à soupe d'huile de sésame

sel de mer, au goût

3 cuillères à soupe de vinaigre blanc distillé

1 cuillère à café de mayonnaise sans œuf

Faire mariner les légumes dans la sauce ou la marinade pendant 15 à 30 minutes.

Griller pendant 4 minutes à feu moyen ou jusqu'à ce que les légumes soient tendres.

Choux de Bruxelles grillés, chou-fleur et asperges

Contenu

10 fleurs de chou-fleur

5 choux de Bruxelles

6 asperges

matériel de pansement

6 cuillères à soupe d'huile d'olive

sel de mer, au goût

3 cuillères à soupe de vinaigre de vin blanc

1 cuillère à café de moutarde anglaise

Faire mariner les légumes dans la sauce ou la marinade pendant 15 à 30 minutes.

Griller pendant 4 minutes à feu moyen ou jusqu'à ce que les légumes soient tendres.

Courgettes Grillées Aubergines Portobello et Asperges

Contenu

3 pièces. Portobello, rincé et égoutté

2 aubergines, tranchées dans le sens de la longueur et coupées en deux

2 courgettes, tranchées dans le sens de la longueur et coupées en deux

6 asperges

matériel de pansement

6 cuillères à soupe d'huile de sésame

sel de mer, au goût

3 cuillères à soupe de vinaigre blanc distillé

1 cuillère à café de mayonnaise sans œuf

Faire mariner les légumes dans la sauce ou la marinade pendant 15 à 30 minutes.

Griller pendant 4 minutes à feu moyen ou jusqu'à ce que les légumes soient tendres.

Recette de poivrons verts grillés, de brocoli et d'asperges

Contenu

2 poivrons verts, coupés en deux

5 bouquets de brocoli

6 asperges

matériel de pansement

6 cuillères à soupe d'huile d'olive extra vierge

sel de mer, au goût

3 cuillères à soupe de vinaigre de cidre de pomme

1 cuillère à soupe. Chéri

1 cuillère à café de mayonnaise sans œuf

Faire mariner les légumes dans la sauce ou la marinade pendant 15 à 30 minutes.

Griller pendant 4 minutes à feu moyen ou jusqu'à ce que les légumes soient tendres.

Champignons portobello et courgettes grillés

Contenu

2 grosses courgettes, coupées sur la longueur en tranches de ½ po

2 gros oignons rouges, coupés en rondelles de ½ po, mais ne coupez pas en rondelles individuelles

2 champignons portobello, coupés en deux

Ingrédients marins :

6 cuillères à soupe d'huile d'olive extra vierge

sel de mer, au goût

3 cuillères à soupe de vinaigre blanc distillé

1 cuillère à café de moutarde de Dijon

Faire mariner les légumes dans la sauce ou la marinade pendant 15 à 30 minutes.

Griller pendant 4 minutes à feu moyen ou jusqu'à ce que les légumes soient tendres.

Asperges grillées, ananas et haricots verts

Contenu

10 bouquets de brocoli

10 pièces Asperges

1 ananas moyen coupé en tranches de 1/2 pouce

10 haricots verts

matériel de pansement

6 cuillères à soupe d'huile de sésame

sel de mer, au goût

3 cuillères à soupe de vinaigre blanc distillé

1 cuillère à café de mayonnaise sans œuf

Faire mariner les légumes dans la sauce ou la marinade pendant 15 à 30 minutes.

Griller pendant 4 minutes à feu moyen ou jusqu'à ce que les légumes soient tendres.

Haricots verts et aubergines grillés

Contenu

2 grosses aubergines, coupées en deux dans le sens de la longueur

2 grosses courgettes, tranchées dans le sens de la longueur et coupées en deux

10 haricots verts

matériel de pansement

6 cuillères à soupe d'huile d'olive extra vierge

sel de mer, au goût

3 cuillères à soupe de vinaigre balsamique

1 cuillère à café de moutarde de Dijon

Faire mariner les légumes dans la sauce ou la marinade pendant 15 à 30 minutes.

Griller pendant 4 minutes à feu moyen ou jusqu'à ce que les légumes soient tendres.

Asperges et brocolis grillés

Contenu

Tripes, coupées dans le sens de la longueur

5 champignons Portobello, rincés et égouttés

8 asperges

matériel de pansement

6 cuillères à soupe d'huile de sésame

sel de mer, au goût

3 cuillères à soupe de vinaigre blanc distillé

1 cuillère à café de mayonnaise sans œuf

Faire mariner les légumes dans la sauce ou la marinade pendant 15 à 30 minutes.

Griller pendant 4 minutes à feu moyen ou jusqu'à ce que les légumes soient tendres.

Chou-fleur et choux de Bruxelles grillés

Contenu

10 fleurs de chou-fleur

10 pièces choux de Bruxelles

10 bouquets de brocoli

10 pièces Asperges

matériel de pansement

6 cuillères à soupe d'huile d'olive

sel de mer, au goût

3 cuillères à soupe de vinaigre de vin blanc

1 cuillère à café de moutarde anglaise

Faire mariner les légumes dans la sauce ou la marinade pendant 15 à 30 minutes.

Griller pendant 4 minutes à feu moyen ou jusqu'à ce que les légumes soient tendres.

Brocoli grillé et bouquets de brocoli

Contenu

2 poivrons verts, coupés en deux

5 bouquets de brocoli

5 fleurs de brocoli

matériel de pansement

6 cuillères à soupe d'huile de sésame

sel de mer, au goût

3 cuillères à soupe de vinaigre blanc distillé

1 cuillère à café de mayonnaise sans œuf

Faire mariner les légumes dans la sauce ou la marinade pendant 15 à 30 minutes.

Griller pendant 4 minutes à feu moyen ou jusqu'à ce que les légumes soient tendres.

Courgettes grillées Oignons rouges Brocoli Fleurs et asperges

Contenu

2 grosses courgettes, coupées sur la longueur en tranches de ½ po

2 gros oignons rouges, coupés en rondelles de ½ po, mais ne coupez pas en rondelles individuelles

10 bouquets de brocoli

10 pièces Asperges

matériel de pansement

6 cuillères à soupe d'huile d'olive extra vierge

sel de mer, au goût

3 cuillères à soupe de vinaigre de cidre de pomme

1 cuillère à soupe. Chéri

1 cuillère à café de mayonnaise sans œuf

Faire mariner les légumes dans la sauce ou la marinade pendant 15 à 30 minutes.

Griller pendant 4 minutes à feu moyen ou jusqu'à ce que les légumes soient tendres.

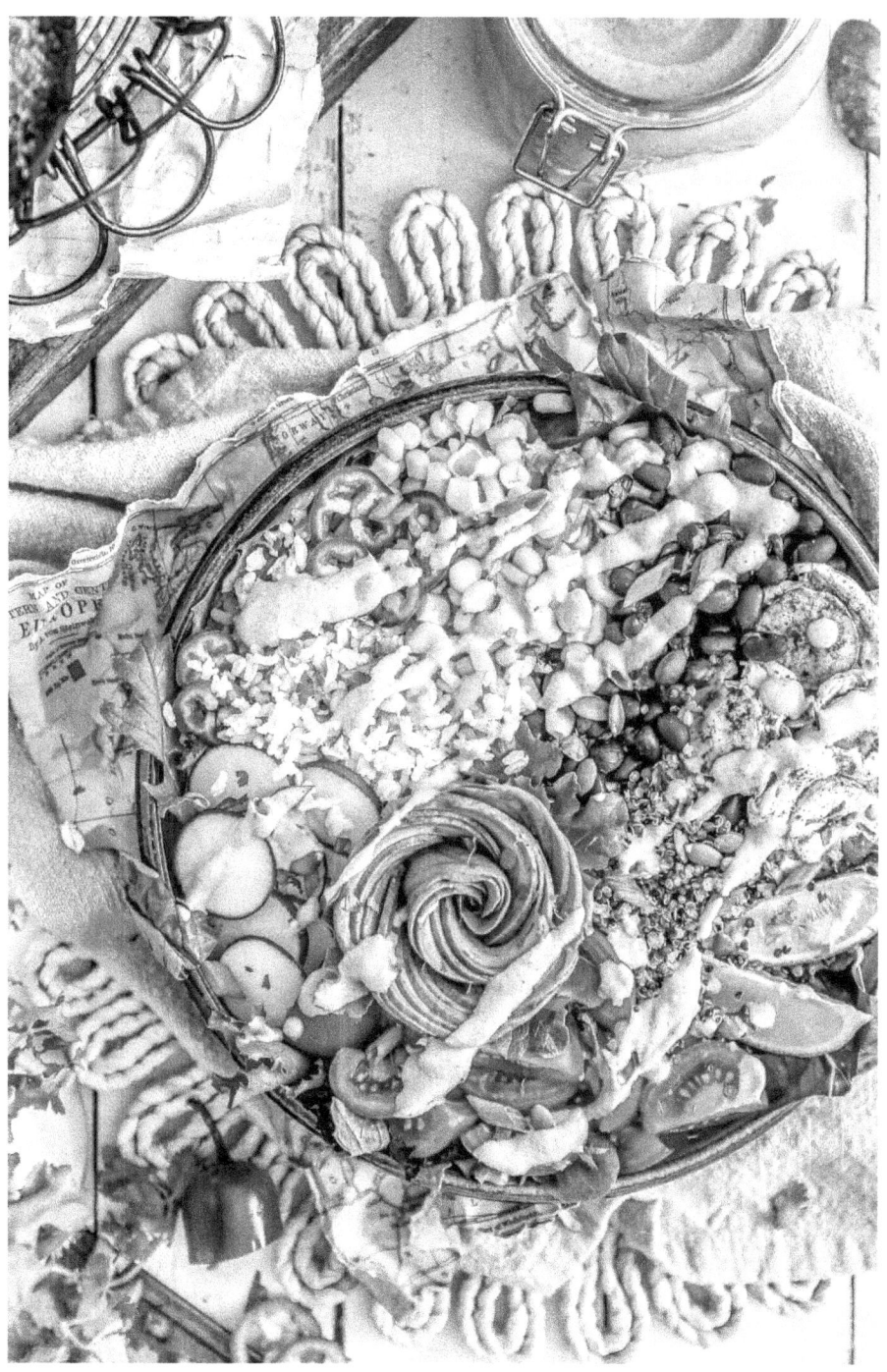

Haricots Verts Grillés Asperges Brocoli Fleurs et Ananas

Contenu

10 bouquets de brocoli

10 pièces Asperges

1 ananas moyen coupé en tranches de 1/2 pouce

10 haricots verts

Ingrédients marins :

6 cuillères à soupe d'huile d'olive extra vierge

sel de mer, au goût

3 cuillères à soupe de vinaigre blanc distillé

1 cuillère à café de moutarde de Dijon

Faire mariner les légumes dans la sauce ou la marinade pendant 15 à 30 minutes.

Griller pendant 4 minutes à feu moyen ou jusqu'à ce que les légumes soient tendres.

Haricots edamames grillés

Contenu

10 fèves edamame

10 fleurs de chou-fleur

10 pièces choux de Bruxelles

matériel de pansement

6 cuillères à soupe d'huile d'olive

sel de mer, au goût

3 cuillères à soupe de vinaigre de vin blanc

1 cuillère à café de mayonnaise sans œuf

Faire mariner les légumes dans la sauce ou la marinade pendant 15 à 30 minutes.

Griller pendant 4 minutes à feu moyen ou jusqu'à ce que les légumes soient tendres.

Gombo grillé, courgette et oignon rouge

Contenu

5 gombos

2 grosses courgettes, coupées sur la longueur en tranches de ½ po

2 gros oignons rouges, coupés en rondelles de ½ po, mais ne coupez pas en rondelles individuelles

matériel de pansement

6 cuillères à soupe d'huile d'olive extra vierge

sel de mer, au goût

3 cuillères à soupe de vinaigre balsamique

1 cuillère à café de moutarde de Dijon

Faire mariner les légumes dans la sauce ou la marinade pendant 15 à 30 minutes.

Griller pendant 4 minutes à feu moyen ou jusqu'à ce que les légumes soient tendres.

Panais et courgettes grillées

Contenu

1 gros panais, coupé dans le sens de la longueur

2 grosses courgettes, coupées sur la longueur en tranches de ½ po

2 gros oignons rouges, coupés en rondelles de ½ po, mais ne coupez pas en rondelles individuelles

2 cuillères à soupe. Huile d'olive vierge extra

2 cuillères à soupe. mélange de vinaigrette de la ferme

Faire mariner les légumes dans la sauce ou la marinade pendant 15 à 30 minutes.

Griller pendant 4 minutes à feu moyen ou jusqu'à ce que les légumes soient tendres.

Panais et gombo grillés

Contenu

1 gros panais, coupé dans le sens de la longueur

5 gombos

2 grosses aubergines, coupées en deux dans le sens de la longueur

2 grosses courgettes, tranchées dans le sens de la longueur et coupées en deux

matériel de pansement

6 cuillères à soupe d'huile d'olive

sel de mer, au goût

3 cuillères à soupe de vinaigre de vin blanc

1 cuillère à café de moutarde anglaise

Faire mariner les légumes dans la sauce ou la marinade pendant 15 à 30 minutes.

Griller pendant 4 minutes à feu moyen ou jusqu'à ce que les légumes soient tendres.

Brocoli grillé Panais Gombo et asperges

Contenu

5 bouquets de brocoli

1 gros panais, coupé dans le sens de la longueur

5 gombos

3 pièces. Asperges

Tripes, coupées dans le sens de la longueur

2 champignons Portobello, rincés et égouttés

Ingrédients marins :

6 cuillères à soupe d'huile d'olive extra vierge

sel de mer, au goût

3 cuillères à soupe de vinaigre blanc distillé

1 cuillère à café de moutarde de Dijon

Faire mariner les légumes dans la sauce ou la marinade pendant 15 à 30 minutes.

Griller pendant 4 minutes à feu moyen ou jusqu'à ce que les légumes soient tendres.

Navet et poivron grillés

Contenu

1 gros navet, coupé dans le sens de la longueur

2 poivrons verts, coupés en deux

10 bouquets de brocoli

matériel de pansement

6 cuillères à soupe d'huile d'olive extra vierge

sel de mer, au goût

3 cuillères à soupe de vinaigre de cidre de pomme

1 cuillère à soupe. Chéri

1 cuillère à café de mayonnaise sans œuf

Faire mariner les légumes dans la sauce ou la marinade pendant 15 à 30 minutes.

Griller pendant 4 minutes à feu moyen ou jusqu'à ce que les légumes soient tendres.

Chou-fleur et brocoli grillés

Contenu

10 fleurs de chou-fleur

10 pièces choux de Bruxelles

10 bouquets de brocoli

10 pièces Asperges

matériel de pansement

6 cuillères à soupe d'huile de sésame

sel de mer, au goût

3 cuillères à soupe de vinaigre blanc distillé

1 cuillère à café de mayonnaise sans œuf

Faire mariner les légumes dans la sauce ou la marinade pendant 15 à 30 minutes.

Griller pendant 4 minutes à feu moyen ou jusqu'à ce que les légumes soient tendres.

Navet et ananas grillés

Contenu

1 gros navet, coupé dans le sens de la longueur

1 ananas moyen coupé en tranches de 1/2 pouce

10 haricots verts

matériel de pansement

6 cuillères à soupe d'huile de sésame

sel de mer, au goût

3 cuillères à soupe de vinaigre blanc distillé

1 cuillère à café de mayonnaise sans œuf

Faire mariner les légumes dans la sauce ou la marinade pendant 15 à 30 minutes.

Griller pendant 4 minutes à feu moyen ou jusqu'à ce que les légumes soient tendres.

Panais et courgettes grillées

Contenu

1 gros panais, coupé dans le sens de la longueur

2 grosses courgettes, coupées sur la longueur en tranches de ½ po

2 gros oignons rouges, coupés en rondelles de ½ po, mais ne coupez pas en rondelles individuelles

matériel de pansement

6 cuillères à soupe d'huile d'olive

sel de mer, au goût

3 cuillères à soupe de vinaigre de vin blanc

1 cuillère à café de mayonnaise sans œuf

Faire mariner les légumes dans la sauce ou la marinade pendant 15 à 30 minutes.

Griller pendant 4 minutes à feu moyen ou jusqu'à ce que les légumes soient tendres.

Navets grillés, oignons rouges et panais

Contenu

1 gros navet, coupé dans le sens de la longueur

1 gros panais, coupé dans le sens de la longueur

1 grosse courgette, coupée sur la longueur en tranches de ½ pouce

2 petits oignons rouges, coupés en rondelles de ½ po, mais ne coupez pas en rondelles individuelles

matériel de pansement

6 cuillères à soupe d'huile d'olive extra vierge

sel de mer, au goût

3 cuillères à soupe de vinaigre balsamique

1 cuillère à café de moutarde de Dijon

Faire mariner les légumes dans la sauce ou la marinade pendant 15 à 30 minutes.

Griller pendant 4 minutes à feu moyen ou jusqu'à ce que les légumes soient tendres.

Carottes, panais et brocolis grillés

Contenu

1 grosse carotte, coupée dans le sens de la longueur

1 gros panais, coupé dans le sens de la longueur

10 bouquets de brocoli

10 pièces Asperges

10 haricots verts

matériel de pansement

6 cuillères à soupe d'huile d'olive

sel de mer, au goût

3 cuillères à soupe de vinaigre de vin blanc

1 cuillère à café de moutarde anglaise

Faire mariner les légumes dans la sauce ou la marinade pendant 15 à 30 minutes.

Griller pendant 4 minutes à feu moyen ou jusqu'à ce que les légumes soient tendres.

Fleurs d'asperges grillées et brocoli

Contenu

10 bouquets de brocoli

10 pièces Asperges

Tripes, coupées dans le sens de la longueur

5 champignons Portobello, rincés et égouttés

Ingrédients marins :

6 cuillères à soupe d'huile d'olive extra vierge

sel de mer, au goût

3 cuillères à soupe de vinaigre blanc distillé

1 cuillère à café de moutarde de Dijon

Faire mariner les légumes dans la sauce ou la marinade pendant 15 à 30 minutes.

Griller pendant 4 minutes à feu moyen ou jusqu'à ce que les légumes soient tendres.

Chou-fleur grillé et mini épis de maïs

Contenu

10 fleurs de chou-fleur

½ tasse de mini maïs en conserve

10 pièces choux de Bruxelles

matériel de pansement

6 cuillères à soupe d'huile d'olive extra vierge

sel de mer, au goût

3 cuillères à soupe de vinaigre de cidre de pomme

1 cuillère à soupe. Chéri

1 cuillère à café de mayonnaise sans œuf

Faire mariner les légumes dans la sauce ou la marinade pendant 15 à 30 minutes.

Griller pendant 4 minutes à feu moyen ou jusqu'à ce que les légumes soient tendres.

Cœur d'artichaut grillé et fleur de brocoli

Contenu

½ tasse de coeurs d'artichauts en conserve

10 bouquets de brocoli

matériel de pansement

6 cuillères à soupe d'huile de sésame

sel de mer, au goût

3 cuillères à soupe de vinaigre blanc distillé

1 cuillère à café de mayonnaise sans œuf

Faire mariner les légumes dans la sauce ou la marinade pendant 15 à 30 minutes.

Griller pendant 4 minutes à feu moyen ou jusqu'à ce que les légumes soient tendres.

Carottes et aubergines grillées

Contenu

5 petites carottes

2 grosses aubergines, coupées en deux dans le sens de la longueur

2 grosses courgettes, tranchées dans le sens de la longueur et coupées en deux

matériel de pansement

6 cuillères à soupe d'huile de sésame

sel de mer, au goût

3 cuillères à soupe de vinaigre blanc distillé

1 cuillère à café de mayonnaise sans œuf

Faire mariner les légumes dans la sauce ou la marinade pendant 15 à 30 minutes.

Griller pendant 4 minutes à feu moyen ou jusqu'à ce que les légumes soient tendres.

Petites carottes et courgettes grillées

Contenu

7 petites carottes

2 grosses courgettes, coupées sur la longueur en tranches de ½ po

2 gros oignons rouges, coupés en rondelles de ½ po, mais ne coupez pas en rondelles individuelles

matériel de pansement

6 cuillères à soupe d'huile d'olive

sel de mer, au goût

3 cuillères à soupe de vinaigre de vin blanc

1 cuillère à café de mayonnaise sans œuf

Faire mariner les légumes dans la sauce ou la marinade pendant 15 à 30 minutes.

Griller pendant 4 minutes à feu moyen ou jusqu'à ce que les légumes soient tendres.

Maïs rôti, mini tripes et asperges

Contenu

10 petits épis de maïs

10 pièces Asperges

Tripes, coupées dans le sens de la longueur

matériel de pansement

6 cuillères à soupe d'huile d'olive extra vierge

sel de mer, au goût

3 cuillères à soupe de vinaigre balsamique

1 cuillère à café de moutarde de Dijon

Faire mariner les légumes dans la sauce ou la marinade pendant 15 à 30 minutes.

Griller pendant 4 minutes à feu moyen ou jusqu'à ce que les légumes soient tendres.

Petites carottes et coeurs d'artichauts grillés

Contenu

1 tasse de coeurs d'artichauts en conserve

2 grosses courgettes, coupées sur la longueur en tranches de ½ po

8 petites carottes

matériel de pansement

6 cuillères à soupe d'huile d'olive

sel de mer, au goût

3 cuillères à soupe de vinaigre de vin blanc

1 cuillère à café de moutarde anglaise

Faire mariner les légumes dans la sauce ou la marinade pendant 15 à 30 minutes.

Griller pendant 4 minutes à feu moyen ou jusqu'à ce que les légumes soient tendres.

Haricots verts à l'ananas grillés et cœur d'artichaut

Contenu

1 ananas moyen coupé en tranches de 1/2 pouce

10 haricots verts

1 tasse de coeurs d'artichauts en conserve

Ingrédients marins :

6 cuillères à soupe d'huile d'olive extra vierge

sel de mer, au goût

3 cuillères à soupe de vinaigre blanc distillé

1 cuillère à café de moutarde de Dijon

Faire mariner les légumes dans la sauce ou la marinade pendant 15 à 30 minutes.

Griller pendant 4 minutes à feu moyen ou jusqu'à ce que les légumes soient tendres.

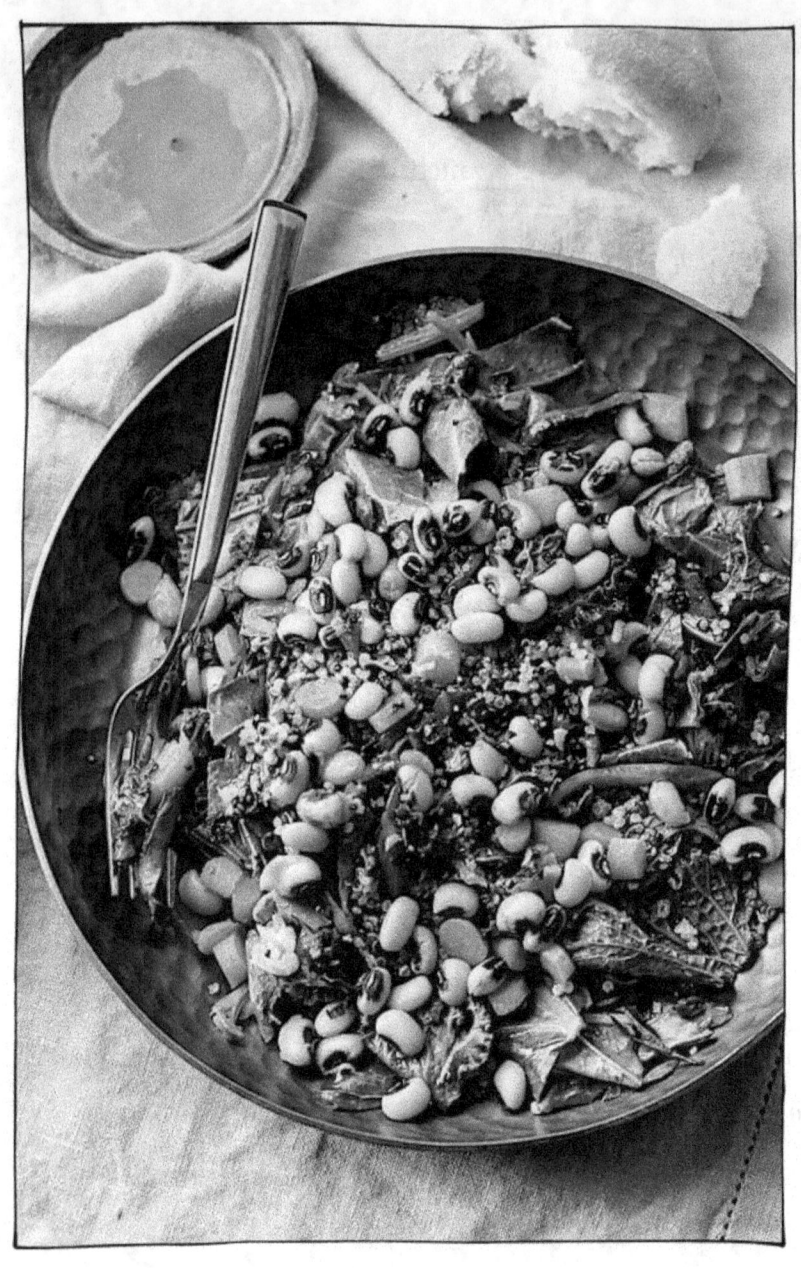

Brocoli grillé et petites carottes

Contenu

10 bouquets de brocoli

10 morceaux de petites carottes

2 grosses courgettes, coupées sur la longueur en tranches de ½ po

2 gros oignons rouges, coupés en rondelles de ½ po, mais ne coupez pas en rondelles individuelles

matériel de pansement

6 cuillères à soupe d'huile d'olive

sel de mer, au goût

3 cuillères à soupe de vinaigre de vin blanc

1 cuillère à café de mayonnaise sans œuf

Faire mariner les légumes dans la sauce ou la marinade pendant 15 à 30 minutes.

Griller pendant 4 minutes à feu moyen ou jusqu'à ce que les légumes soient tendres.

Petites fleurs de maïs et de chou-fleur grillées simples

Contenu

10 morceaux de petit maïs

10 fleurs de chou-fleur

10 pièces choux de Bruxelles

matériel de pansement

6 cuillères à soupe d'huile d'olive extra vierge

sel de mer, au goût

3 cuillères à soupe de vinaigre de cidre de pomme

1 cuillère à soupe. Chéri

1 cuillère à café de mayonnaise sans œuf

Faire mariner les légumes dans la sauce ou la marinade pendant 15 à 30 minutes.

Griller pendant 4 minutes à feu moyen ou jusqu'à ce que les légumes soient tendres.

Carottes et poivrons grillés

Contenu

8 petites carottes

2 poivrons verts, coupés en deux

10 bouquets de brocoli

matériel de pansement

6 cuillères à soupe d'huile de sésame

sel de mer, au goût

3 cuillères à soupe de vinaigre blanc distillé

1 cuillère à café de mayonnaise sans œuf

Faire mariner les légumes dans la sauce ou la marinade pendant 15 à 30 minutes.

Griller pendant 4 minutes à feu moyen ou jusqu'à ce que les légumes soient tendres.

Maïs miniatures grillés, cœurs d'artichauts et aubergines

Contenu

½ tasse de mini maïs en conserve

½ tasse de coeurs d'artichauts en conserve

2 grosses aubergines, coupées en deux dans le sens de la longueur

matériel de pansement

6 cuillères à soupe d'huile d'olive

sel de mer, au goût

3 cuillères à soupe de vinaigre de vin blanc

1 cuillère à café de mayonnaise sans œuf

Faire mariner les légumes dans la sauce ou la marinade pendant 15 à 30 minutes.

Griller pendant 4 minutes à feu moyen ou jusqu'à ce que les légumes soient tendres.

Petites carottes et oignons rouges grillés

Contenu

½ tasse de mini-carottes

2 grosses courgettes, coupées sur la longueur en tranches de ½ po

2 gros oignons rouges, coupés en rondelles de ½ po, mais ne coupez pas en rondelles individuelles

matériel de pansement

6 cuillères à soupe d'huile d'olive extra vierge

sel de mer, au goût

3 cuillères à soupe de vinaigre balsamique

1 cuillère à café de moutarde de Dijon

Faire mariner les légumes dans la sauce ou la marinade pendant 15 à 30 minutes.

Griller pendant 4 minutes à feu moyen ou jusqu'à ce que les légumes soient tendres.

Asperges au brocoli grillé et champignons portobello

Contenu

10 bouquets de brocoli

10 pièces Asperges

Tripes, coupées dans le sens de la longueur

5 champignons Portobello, rincés et égouttés

matériel de pansement

6 cuillères à soupe d'huile de sésame

sel de mer, au goût

3 cuillères à soupe de vinaigre blanc distillé

1 cuillère à café de mayonnaise sans œuf

Faire mariner les légumes dans la sauce ou la marinade pendant 15 à 30 minutes.

Griller pendant 4 minutes à feu moyen ou jusqu'à ce que les légumes soient tendres.

Coeur d'artichaut grillé

Contenu

1 tasse de coeurs d'artichauts en conserve

2 gros oignons rouges, coupés en rondelles de ½ po, mais ne coupez pas en rondelles individuelles

matériel de pansement

6 cuillères à soupe d'huile d'olive

sel de mer, au goût

3 cuillères à soupe de vinaigre de vin blanc

1 cuillère à café de moutarde anglaise

Faire mariner les légumes dans la sauce ou la marinade pendant 15 à 30 minutes.

Griller pendant 4 minutes à feu moyen ou jusqu'à ce que les légumes soient tendres.

Petites carottes et champignons grillés

Contenu

10 morceaux de petites carottes

1 tasse de champignons en conserve

matériel de pansement

6 cuillères à soupe d'huile d'olive

sel de mer, au goût

3 cuillères à soupe de vinaigre de vin blanc

1 cuillère à café de mayonnaise sans œuf

Faire mariner les légumes dans la sauce ou la marinade pendant 15 à 30 minutes.

Griller pendant 4 minutes à feu moyen ou jusqu'à ce que les légumes soient tendres.

Cœur d'artichaut grillé et asperges

Contenu

½ tasse de coeurs d'artichauts en conserve

10 bouquets de brocoli

10 pièces Asperges

matériel de pansement

6 cuillères à soupe d'huile d'olive extra vierge

sel de mer, au goût

3 cuillères à soupe de vinaigre de cidre de pomme

1 cuillère à soupe. Chéri

1 cuillère à café de mayonnaise sans œuf

Faire mariner les légumes dans la sauce ou la marinade pendant 15 à 30 minutes.

Griller pendant 4 minutes à feu moyen ou jusqu'à ce que les légumes soient tendres.

courgettes grillées

Contenu

2 grosses courgettes, coupées sur la longueur en tranches de ½ po

matériel de pansement

6 cuillères à soupe d'huile d'olive

sel de mer, au goût

3 cuillères à soupe de vinaigre de vin blanc

1 cuillère à café de mayonnaise sans œuf

Faire mariner les légumes dans la sauce ou la marinade pendant 15 à 30 minutes.

Griller pendant 4 minutes à feu moyen ou jusqu'à ce que les légumes soient tendres.

Aubergines rôties avec glaçage balsamique

Contenu

2 grosses aubergines, coupées en deux dans le sens de la longueur

matériel de pansement

6 cuillères à soupe d'huile d'olive extra vierge

sel de mer, au goût

3 cuillères à soupe de vinaigre balsamique

1 cuillère à café de moutarde de Dijon

Faire mariner les légumes dans la sauce ou la marinade pendant 15 à 30 minutes.

Griller pendant 4 minutes à feu moyen ou jusqu'à ce que les légumes soient tendres.

Laitue et tomates grillées

Contenu

10 bouquets de brocoli

10 pièces choux de Bruxelles

10 pièces Asperges

1 bouquet de feuilles de laitue

2 carottes moyennes, coupées en deux dans le sens de la longueur

4 grosses tomates, tranchées épaisses

Matériel de pansement :

6 cuillères à soupe d'huile d'olive extra vierge

1 cuillère à café de poudre d'oignon

sel de mer, au goût

3 cuillères à soupe de vinaigre blanc distillé

1 cuillère à café de moutarde de Dijon

Bien mélanger tous les ingrédients de la vinaigrette.

Préchauffer le gril à feu doux et graisser les grilles.

Griller les légumes pendant 12 minutes de chaque côté jusqu'à ce qu'ils soient tendres une fois.

Badigeonner avec les ingrédients de la marinade/sauce

Courgettes et poivrons grillés

Contenu

1 livre de courgettes, coupées dans le sens de la longueur en bâtonnets plus courts

1 livre de poivron vert, coupé en larges lanières

1 gros oignon rouge, tranché 1/2 pouce d'épaisseur

1/3 tasse de persil italien ou de basilic, haché finement

matériel de pansement

6 cuillères à soupe d'huile d'olive

1 cuillère à café d'ail en poudre

1 cuillère à café de poudre d'oignon

sel de mer, au goût

3 cuillères à soupe de vinaigre de vin blanc

1 cuillère à café de moutarde anglaise

Bien mélanger tous les ingrédients de la vinaigrette.

Préchauffer le gril à feu doux et graisser les grilles.

Griller les légumes pendant 12 minutes de chaque côté jusqu'à ce qu'ils soient tendres une fois.

Badigeonner avec les ingrédients de la marinade/sauce

Aubergine rôtie et oignon rouge

Contenu

1 livre d'aubergines, coupées dans le sens de la longueur en bâtonnets plus courts

1 livre de poivron vert, coupé en larges lanières

1 gros oignon rouge, tranché 1/2 pouce d'épaisseur

1/3 tasse de persil italien ou de basilic, haché finement

Matériel de pansement :

6 cuillères à soupe d'huile d'olive extra vierge

1 cuillère à café de poudre d'oignon

sel de mer, au goût

3 cuillères à soupe de vinaigre blanc distillé

1 cuillère à café de moutarde de Dijon

Bien mélanger tous les ingrédients de la vinaigrette.

Préchauffer le gril à feu doux et graisser les grilles.

Griller les légumes pendant 12 minutes de chaque côté jusqu'à ce qu'ils soient tendres une fois.

Badigeonner avec les ingrédients de la marinade/sauce

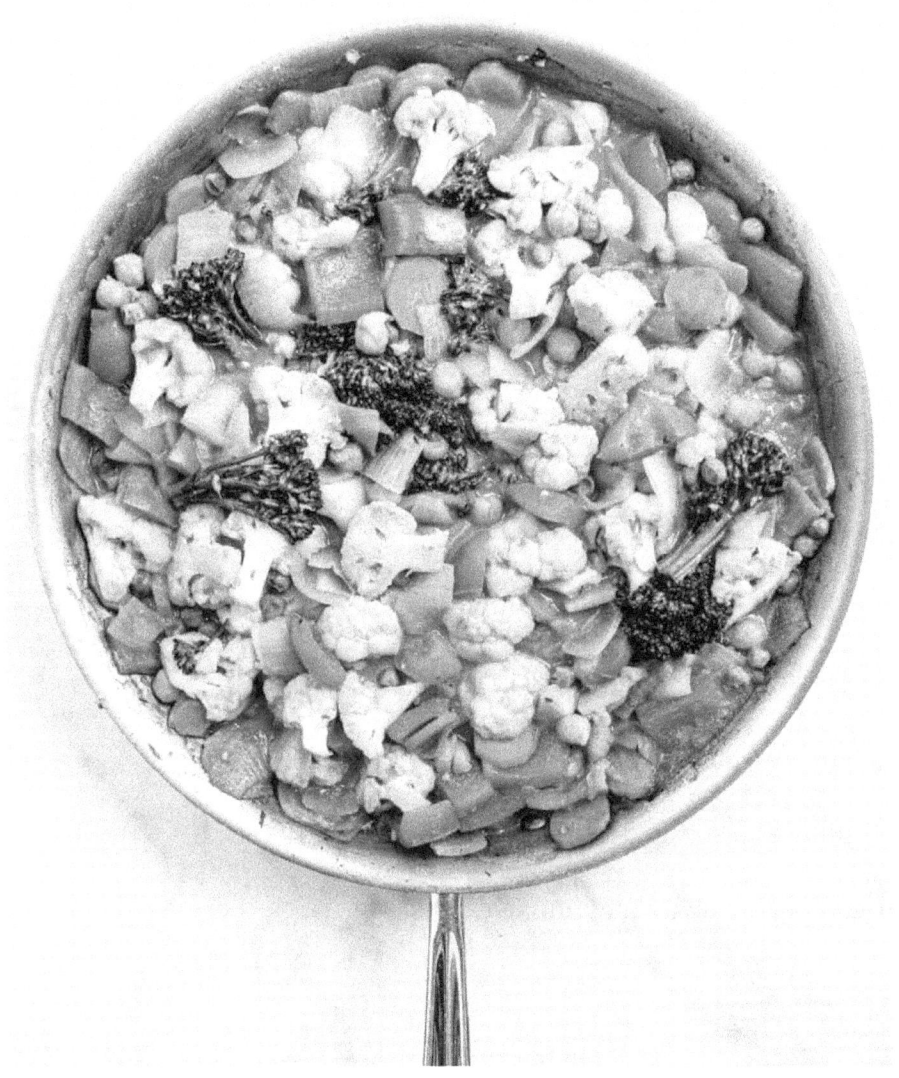

Asperges grillées Choux de Bruxelles Fleurons de brocoli

Contenu

10 pièces Asperges

1 bouquet de feuilles de laitue

10 bouquets de brocoli

10 pièces choux de Bruxelles

2 carottes moyennes, coupées en deux dans le sens de la longueur

4 grosses tomates, tranchées épaisses

matériel de pansement

6 cuillères à soupe d'huile d'olive

3 traits de sauce piquante Tabasco

sel de mer, au goût

3 cuillères à soupe de vinaigre de vin blanc

1 cuillère à café de mayonnaise sans œuf

Bien mélanger tous les ingrédients de la vinaigrette.

Préchauffer le gril à feu doux et graisser les grilles.

Griller les légumes pendant 12 minutes de chaque côté jusqu'à ce qu'ils soient tendres une fois.

Badigeonner avec les ingrédients de la marinade/sauce

Courgettes grillées dans un glaçage au miel et au cidre de pomme

Contenu

1 livre de courgettes, coupées dans le sens de la longueur en bâtonnets plus courts

1 livre de poivron vert, coupé en larges lanières

1 gros oignon rouge, tranché 1/2 pouce d'épaisseur

1/3 tasse de persil italien ou de basilic, haché finement

matériel de pansement

6 cuillères à soupe d'huile d'olive extra vierge

sel de mer, au goût

3 cuillères à soupe de vinaigre de cidre de pomme

1 cuillère à soupe. Chéri

1 cuillère à café de mayonnaise sans œuf

Bien mélanger tous les ingrédients de la vinaigrette.

Préchauffer le gril à feu doux et graisser les grilles.

Griller les légumes pendant 12 minutes de chaque côté jusqu'à ce qu'ils soient tendres une fois.

Badigeonner avec les ingrédients de la marinade/sauce

Courgettes grillées coeurs d'artichauts et oignons rouges

Contenu

1/2 livre de courgettes, coupées dans le sens de la longueur en bâtonnets plus courts

½ tasse de coeurs d'artichauts en conserve

1 livre de poivron vert, coupé en larges lanières

1 gros oignon rouge, tranché 1/2 pouce d'épaisseur

1/3 tasse de persil italien ou de basilic, haché finement

matériel de pansement

6 cuillères à soupe d'huile d'olive extra vierge

sel de mer, au goût

3 cuillères à soupe de vinaigre balsamique

1 cuillère à café de moutarde de Dijon

Bien mélanger tous les ingrédients de la vinaigrette.

Préchauffer le gril à feu doux et graisser les grilles.

Griller les légumes pendant 12 minutes de chaque côté jusqu'à ce qu'ils soient tendres une fois.

Badigeonner avec les ingrédients de la marinade/sauce

Fleurons de courgettes et brocolis grillés

Contenu

1 livre de courgettes, coupées dans le sens de la longueur en bâtonnets plus courts

1 livre de poivron vert, coupé en larges lanières

10 bouquets de brocoli

10 pièces choux de Bruxelles

1 gros oignon rouge, tranché 1/2 pouce d'épaisseur

1/3 tasse de persil italien ou de basilic, haché finement

matériel de pansement

6 cuillères à soupe d'huile d'olive

1 cuillère à café d'ail en poudre

1 cuillère à café de poudre d'oignon

sel de mer, au goût

3 cuillères à soupe de vinaigre de vin blanc

1 cuillère à café de moutarde anglaise

Bien mélanger tous les ingrédients de la vinaigrette.

Préchauffer le gril à feu doux et graisser les grilles.

Griller les légumes pendant 12 minutes de chaque côté jusqu'à ce qu'ils soient tendres une fois.

Badigeonner avec les ingrédients de la marinade/sauce

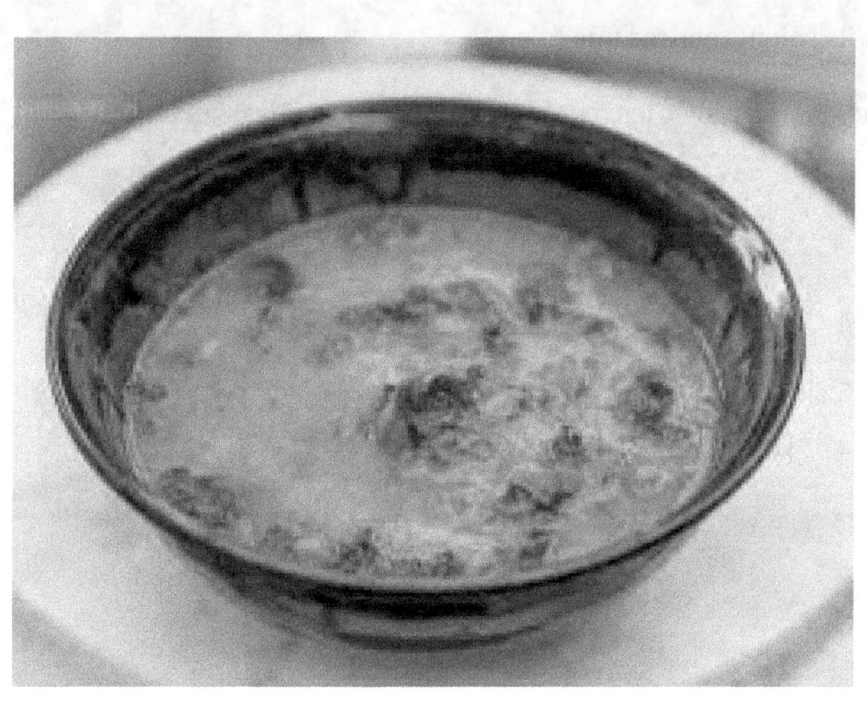

Salade thaïlandaise de laitue pommée au beurre d'arachide

Contenu:

8 onces de fromage végétalien

6 à 7 tasses de laitue beurre, 3 bottes, parées

1/4 concombre, coupé en deux sur la longueur, puis tranché finement

3 cuillères à soupe de ciboulette coupée en lanières

16 tomates cerises

1/2 tasse d'arachides

1/4 oignon blanc tranché

Poivre et sel au goût

Bandage

1 petite échalote, hachée

2 cuillères à soupe de vinaigre blanc distillé

1/4 tasse d'huile de sésame

1 cuillère à soupe. Sauce chili thaï à l'ail

Devoirs

Mélanger tous les ingrédients de la vinaigrette dans un robot culinaire.

Mélanger avec le reste des ingrédients et bien mélanger.

Salade de laitue, oignons et cacahuètes

Contenu:
7 tasses de laitue en vrac, 3 bottes, parées

1/4 concombre européen ou sans pépins, coupé en deux sur la longueur, puis tranché finement

3 cuillères à soupe de ciboulette ciselée ou râpée

16 raisins

1/2 tasse d'arachides

1/4 oignon, tranché

Poivre et sel au goût

6 onces de fromage végétalien

Bandage
1 brin de persil haché

1 cuillère à soupe de vinaigre blanc distillé

1/4 citron, jus, environ 2 cuillères à café

1/4 tasse d'huile d'olive extra vierge

Devoirs
Mélanger tous les ingrédients de la vinaigrette dans un robot culinaire.

Mélanger avec le reste des ingrédients et bien mélanger.

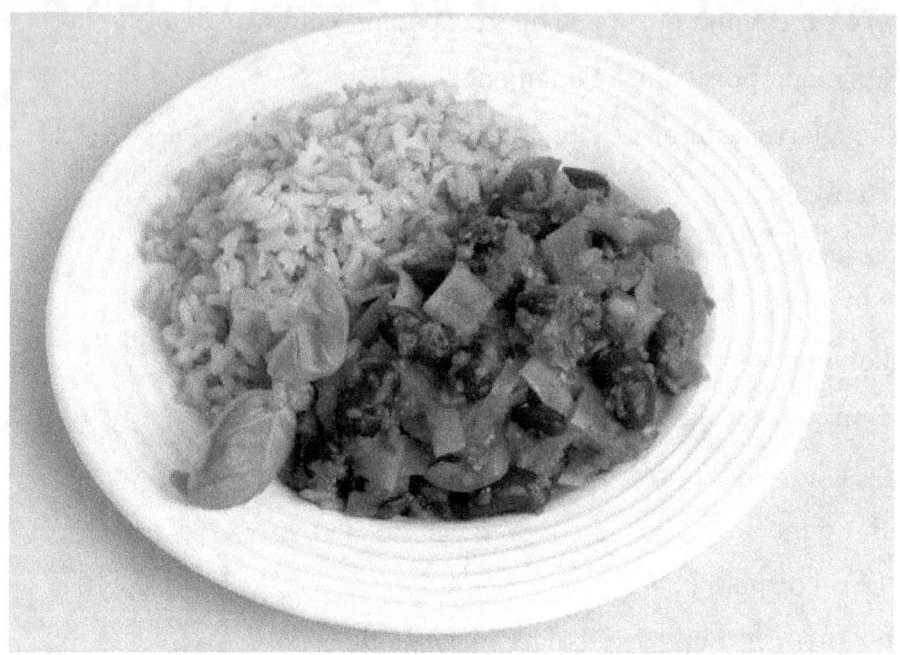

Salade de laitue, amandes et fromage à la crème végétalien

Contenu:

7 tasses de laitue, 3 bottes, parées

½ concombre, coupé en deux dans le sens de la longueur, puis coupé en fines tranches

3 cuillères à soupe de ciboulette ciselée ou râpée

16 tomates cerises

1/2 tasse d'amandes tranchées

1/4 oignon rouge, tranché

Poivre et sel au goût

7 onces de fromage à la crème végétalien

Bandage

1 petite échalote, hachée

1 cuillère à soupe de vinaigre blanc distillé

1/4 citron, jus, environ 2 cuillères à café

1/4 tasse d'huile d'olive extra vierge

1 cuillère à soupe. sauce Chimichurri

Devoirs

Mélanger tous les ingrédients de la vinaigrette dans un robot culinaire.

Mélanger avec le reste des ingrédients et bien mélanger.

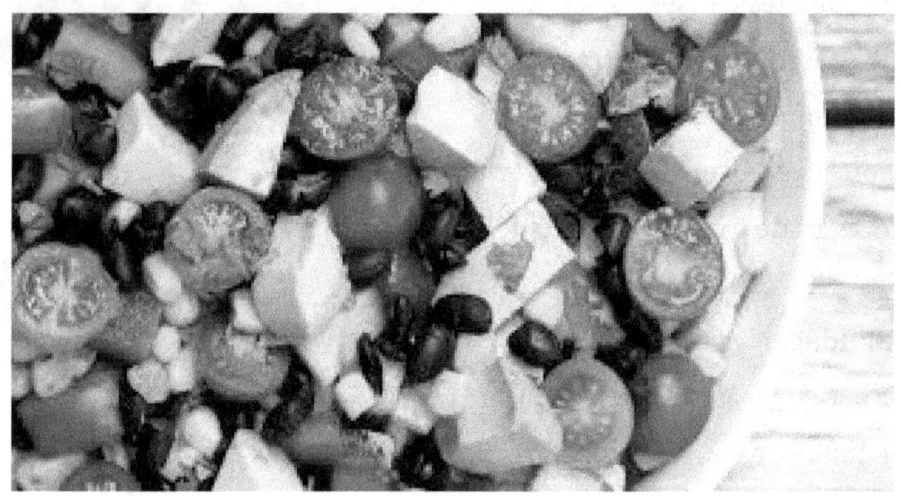

Salade de laitue Boston et tomates d

Contenu:
6 à 7 tasses de laitue Boston, 3 bottes, parées

1/4 concombre, coupé en deux sur la longueur, puis tranché finement

3 cuillères à soupe de ciboulette ciselée ou râpée

16 tomates cerises

1/2 tasse d'amandes tranchées

1/4 oignon rouge, tranché

Poivre et sel au goût

5 onces de fromage végétalien

Bandage
1 brin de persil haché

1 cuillère à soupe de vinaigre blanc distillé

1/4 citron, jus, environ 2 cuillères à café

1/4 tasse d'huile d'olive extra vierge

Devoirs
Mélanger tous les ingrédients de la vinaigrette dans un robot culinaire.

Mélanger avec le reste des ingrédients et bien mélanger.

Laitue et tomates avec vinaigrette à la coriandre

Contenu:
6 à 7 tasses de laitue glacée, 3 bottes, parées

1/4 concombre, coupé en deux sur la longueur, puis tranché finement

3 cuillères à soupe de ciboulette ciselée ou râpée

16 tomates cerises

1/2 tasse d'amandes tranchées

1/4 oignon blanc tranché

Poivre et sel au goût

8 onces de fromage végétalien

Bandage
1 brin de coriandre, haché

1 cuillère à soupe de vinaigre blanc distillé

1/4 citron, jus, environ 2 cuillères à café

1/4 tasse d'huile d'olive extra vierge

Devoirs
Mélanger tous les ingrédients de la vinaigrette dans un robot culinaire.

Mélanger avec le reste des ingrédients et bien mélanger.

Salade de légumes mélangés et d'amandes

Contenu:
7 tasses de mesclun, 3 paquets, coupé

1/4 concombre, coupé en deux sur la longueur, puis tranché finement

3 cuillères à soupe de ciboulette ciselée ou râpée

16 tomates cerises

1/2 tasse d'amandes tranchées

1/4 oignon blanc tranché

Poivre et sel au goût

8 onces de fromage végétalien

Bandage
1 cuillère à soupe de vinaigre blanc distillé

1/4 citron, jus, environ 2 cuillères à café

1/4 tasse d'huile d'olive extra vierge

1 cuillère à café de moutarde anglaise

Devoirs
Mélanger tous les ingrédients de la vinaigrette dans un robot culinaire.

Mélanger avec le reste des ingrédients et bien mélanger.

Salade végétalienne à la ciboulette et à la ricotta

Contenu:
6 à 7 tasses de cerfeuil, 3 bottes, paré
1/4 concombre, coupé en deux sur la longueur, puis tranché finement
16 raisins
1/2 tasse d'amandes tranchées
1/4 oignon blanc tranché
Poivre et sel au goût
8 onces de tofu ricotta (tofitti)

Bandage
1 cuillère à soupe de vinaigre blanc distillé
1/4 citron, jus, environ 2 cuillères à café
1/4 tasse d'huile d'olive extra vierge
1 cuillère à soupe. sauce Chimichurri

Devoirs
Mélanger tous les ingrédients de la vinaigrette dans un robot culinaire.

Mélanger avec le reste des ingrédients et bien mélanger.

Salade de laitue aux noix et parmesan vegan

Contenu:

6 à 7 tasses de laitue, 3 bottes, parées

1/4 concombre, coupé en deux sur la longueur, puis tranché finement

3 cuillères à soupe de ciboulette ciselée ou râpée

16 tomates, coupées en deux

1/2 tasse de noix

1/4 oignon rouge, tranché

Poivre et sel au goût

Fromage parmesan végétalien (nourriture des anges)

Bandage

1 cuillère à soupe de vinaigre blanc distillé

1/4 citron, jus, environ 2 cuillères à café

1/4 tasse d'huile d'olive extra vierge

1 cuillère à café de mayonnaise sans œuf

Devoirs

Mélanger tous les ingrédients de la vinaigrette dans un robot culinaire.

Mélanger avec le reste des ingrédients et bien mélanger.

Salade de laitue végétalienne avec tomatillo et ricotta

Contenu:

6 à 7 tasses de chicorée, 3 bottes, parées

1/4 concombre, coupé en deux sur la longueur, puis tranché finement

3 cuillères à soupe de ciboulette ciselée ou râpée

16 tomatilles vertes, coupées en deux

1/2 tasse d'amandes tranchées

1/4 oignon blanc tranché

Poivre et sel au goût

8 onces de tofu ricotta (tofitti)

Bandage

1 cuillère à soupe de vinaigre blanc distillé

1/4 citron, jus, environ 2 cuillères à café

1/4 tasse d'huile d'olive extra vierge

1 cuillère à café de moutarde de Dijon

Devoirs

Mélanger tous les ingrédients de la vinaigrette dans un robot culinaire.

Mélanger avec le reste des ingrédients et bien mélanger.

Salade végétalienne de tomates et de chou frisé au parmesan

Contenu:

6 à 7 tasses de laitue chou frisé, 3 bottes, parées

1/4 concombre, coupé en deux sur la longueur, puis tranché finement

3 cuillères à soupe de ciboulette ciselée ou râpée

16 tomates cerises

1/2 tasse d'amandes tranchées

1/4 oignon blanc tranché

Poivre et sel au goût

Fromage parmesan végétalien (nourriture des anges)

Bandage

1 brin de coriandre, haché

1 cuillère à soupe de vinaigre blanc distillé

1/4 citron, jus, environ 2 cuillères à café

1/4 tasse d'huile d'olive extra vierge

1 cuillère à café de mayonnaise sans œuf

Devoirs

Mélanger tous les ingrédients de la vinaigrette dans un robot culinaire.

Mélanger avec le reste des ingrédients et bien mélanger.

Salade de tomates aux épinards et aux amandes

Contenu:
6 à 7 tasses de laitue épinard, 3 bottes, parées

1/4 concombre, coupé en deux sur la longueur, puis tranché finement

3 cuillères à soupe de ciboulette ciselée ou râpée

16 tomates, coupées en deux

1/2 tasse d'amandes tranchées

1/4 oignon blanc tranché

Poivre et sel au goût

8 onces de fromage végétalien

Bandage
1 brin de coriandre, haché

1 cuillère à soupe de vinaigre blanc distillé

1/4 citron, jus, environ 2 cuillères à café

1/4 tasse d'huile d'olive extra vierge

1 cuillère à café de moutarde anglaise

Devoirs

Mélanger tous les ingrédients de la vinaigrette dans un robot culinaire.

Mélanger avec le reste des ingrédients et bien mélanger.

Salade de chou frisé aux tomates

Contenu:
6 à 7 tasses de chou frisé, 3 paquets, parés

1/4 concombre, coupé en deux sur la longueur, puis tranché finement

3 cuillères à soupe de ciboulette ciselée ou râpée

16 tomates cerises

1/2 tasse d'amandes tranchées

1/4 oignon blanc tranché

Poivre et sel au goût

8 onces de fromage végétalien

Bandage
1 brin de coriandre, haché

1 cuillère à soupe de vinaigre blanc distillé

1/4 citron, jus, environ 2 cuillères à café

1/4 tasse d'huile d'olive extra vierge

1 cuillère à café de moutarde anglaise

Devoirs

Mélanger tous les ingrédients de la vinaigrette dans un robot culinaire.

Mélanger avec le reste des ingrédients et bien mélanger.

Salade d'amandes vertes et ricotta végétalienne

Contenu:

6 à 7 tasses de mesclun, 3 paquets, coupé

1/4 concombre, coupé en deux sur la longueur, puis tranché finement

3 cuillères à soupe de ciboulette ciselée ou râpée

16 tomatilles vertes, coupées en deux

1/2 tasse d'amandes tranchées

1/4 oignon blanc tranché

Poivre et sel au goût

8 onces de tofu ricotta (tofitti)

Bandage

1 cuillère à soupe de vinaigre blanc distillé

1/4 citron, jus, environ 2 cuillères à café

1/4 tasse d'huile d'olive extra vierge

1 cuillère à café de moutarde de Dijon

Devoirs

Mélanger tous les ingrédients de la vinaigrette dans un robot culinaire.

Mélanger avec le reste des ingrédients et bien mélanger.

Salade de Chicorée aux Tomates et Amandes

Contenu:

6 à 7 tasses de chicorée, 3 bottes, parées

1/4 concombre, coupé en deux sur la longueur, puis tranché finement

3 cuillères à soupe de ciboulette ciselée ou râpée

16 tomates cerises

1/2 tasse d'amandes tranchées

1/4 oignon blanc tranché

Poivre et sel au goût

Fromage parmesan végétalien (nourriture des anges)

Bandage

1 brin de coriandre, haché

1 cuillère à soupe de vinaigre blanc distillé

1/4 citron, jus, environ 2 cuillères à café

1/4 tasse d'huile d'olive extra vierge

1 cuillère à café de moutarde anglaise

Devoirs

Mélanger tous les ingrédients de la vinaigrette dans un robot culinaire.

Mélanger avec le reste des ingrédients et bien mélanger.

Salade de tomates et d'amandes au chou frisé

Contenu:
6 à 7 tasses de chou frisé, 3 paquets, parés
1/4 concombre, coupé en deux sur la longueur, puis tranché finement
3 cuillères à soupe de ciboulette ciselée ou râpée
16 tomates, coupées en deux
1/2 tasse d'amandes tranchées
1/4 oignon blanc tranché
Poivre et sel au goût
8 onces de tofu ricotta (tofitti)

Bandage
1 cuillère à soupe de vinaigre blanc distillé
1/4 citron, jus, environ 2 cuillères à café
1/4 tasse d'huile d'olive extra vierge
1 cuillère à café de mayonnaise sans œuf

Devoirs
Mélanger tous les ingrédients de la vinaigrette dans un robot culinaire.

Mélanger avec le reste des ingrédients et bien mélanger.

Salade d'endives aux amandes et tomates

Contenu:

6 à 7 tasses de scarole, 3 bouquets, parés

1/4 concombre, coupé en deux sur la longueur, puis tranché finement

3 cuillères à soupe de ciboulette ciselée ou râpée

16 tomates cerises

1/2 tasse d'amandes tranchées

1/4 oignon blanc tranché

Poivre et sel au goût

8 onces de fromage végétalien

Bandage

1 brin de coriandre, haché

1 cuillère à soupe de vinaigre blanc distillé

1/4 citron, jus, environ 2 cuillères à café

1/4 tasse d'huile d'olive extra vierge

1 cuillère à café de moutarde anglaise

Devoirs

Mélanger tous les ingrédients de la vinaigrette dans un robot culinaire.

Mélanger avec le reste des ingrédients et bien mélanger.

Salade de Chicorée avec Tomatillo et Amandes

Contenu:

6 à 7 tasses de chicorée, 3 bottes, parées

1/4 concombre, coupé en deux sur la longueur, puis tranché finement

3 cuillères à soupe de ciboulette ciselée ou râpée

16 tomates, coupées en deux

1/2 tasse d'amandes tranchées

1/4 oignon blanc tranché

Poivre et sel au goût

Fromage parmesan végétalien (nourriture des anges)

Bandage

1 cuillère à soupe de vinaigre blanc distillé

1/4 citron, jus, environ 2 cuillères à café

1/4 tasse d'huile d'olive extra vierge

1 cuillère à café de moutarde de Dijon

Devoirs

Mélanger tous les ingrédients de la vinaigrette dans un robot culinaire.

Mélanger avec le reste des ingrédients et bien mélanger.

Salade de laitue aux amandes et tomates cerises

Contenu:

6 à 7 tasses de laitue, 3 bottes, parées

1/4 concombre, coupé en deux sur la longueur, puis tranché finement

3 cuillères à soupe de ciboulette ciselée ou râpée

16 tomates cerises

1/2 tasse d'amandes tranchées

1/4 oignon blanc tranché

Poivre et sel au goût

8 onces de tofu ricotta (tofitti)

Bandage

1 brin de coriandre, haché

1 cuillère à soupe de vinaigre blanc distillé

1/4 citron, jus, environ 2 cuillères à café

1/4 tasse d'huile d'olive extra vierge

1 cuillère à café de moutarde anglaise

Devoirs

Mélanger tous les ingrédients de la vinaigrette dans un robot culinaire.

Mélanger avec le reste des ingrédients et bien mélanger.

Salade végétalienne de tomates et d'épinards au parmesan

Contenu:
6 à 7 tasses de laitue épinard, 3 bottes, parées

1/4 concombre, coupé en deux sur la longueur, puis tranché finement

3 cuillères à soupe de ciboulette ciselée ou râpée

16 tomates, coupées en deux

1/2 tasse d'amandes tranchées

1/4 oignon blanc tranché

Poivre et sel au goût

Fromage parmesan végétalien (nourriture des anges)

Bandage
1 brin de coriandre, haché

1 cuillère à soupe de vinaigre blanc distillé

1/4 citron, jus, environ 2 cuillères à café

1/4 tasse d'huile d'olive extra vierge

1 cuillère à café de mayonnaise sans œuf

Devoirs
Mélanger tous les ingrédients de la vinaigrette dans un robot culinaire.

Mélanger avec le reste des ingrédients et bien mélanger.

Salade végétalienne de tomates et de chou frisé au parmesan

Contenu:

6 à 7 tasses de laitue chou frisé, 3 bottes, parées

1/4 concombre, coupé en deux sur la longueur, puis tranché finement

3 cuillères à soupe de ciboulette ciselée ou râpée

16 tomates cerises

1/2 tasse d'amandes tranchées

1/4 oignon blanc tranché

Poivre et sel au goût

Fromage parmesan végétalien (nourriture des anges)

Bandage

1 brin de coriandre, haché

1 cuillère à soupe de vinaigre blanc distillé

1/4 citron, jus, environ 2 cuillères à café

1/4 tasse d'huile d'olive extra vierge

1 cuillère à café de moutarde anglaise

Devoirs

Mélanger tous les ingrédients de la vinaigrette dans un robot culinaire.

Mélanger avec le reste des ingrédients et bien mélanger.

Salade de tomatilles avec légumes variés et fromage ricotta végétalien

Contenu:

6 à 7 tasses de mesclun, 3 paquets, coupé

1/4 concombre, coupé en deux sur la longueur, puis tranché finement

3 cuillères à soupe de ciboulette ciselée ou râpée

16 tomatilles vertes, coupées en deux

1/2 tasse d'amandes tranchées

1/4 oignon blanc tranché

Poivre et sel au goût

8 onces de tofu ricotta (tofitti)

Bandage

1 brin de coriandre, haché

1 cuillère à soupe de vinaigre blanc distillé

1/4 citron, jus, environ 2 cuillères à café

1/4 tasse d'huile d'olive extra vierge

Devoirs

Mélanger tous les ingrédients de la vinaigrette dans un robot culinaire.

Mélanger avec le reste des ingrédients et bien mélanger.

Salade d'escaroles aux amandes et fromage ricotta végétalien

Contenu:
6 à 7 tasses de scarole, 3 bouquets, parés
1/4 concombre, coupé en deux sur la longueur, puis tranché finement
3 cuillères à soupe de ciboulette ciselée ou râpée
16 tomates, coupées en deux
1/2 tasse d'amandes tranchées
1/4 oignon blanc tranché
Poivre et sel au goût
8 onces de tofu ricotta (tofitti)

Bandage
1 cuillère à soupe de vinaigre blanc distillé
1/4 citron, jus, environ 2 cuillères à café
1/4 tasse d'huile d'olive extra vierge
1 cuillère à café de moutarde de Dijon

Devoirs
Mélanger tous les ingrédients de la vinaigrette dans un robot culinaire.

Mélanger avec le reste des ingrédients et bien mélanger.

Salade de Chicorée aux Tomates et Amandes

Contenu:

6 à 7 tasses de chicorée, 3 bottes, parées

1/4 concombre, coupé en deux sur la longueur, puis tranché finement

3 cuillères à soupe de ciboulette ciselée ou râpée

16 tomates cerises

1/2 tasse d'amandes tranchées

1/4 oignon blanc tranché

Poivre et sel au goût

8 onces de fromage végétalien

Bandage

1 brin de coriandre, haché

1 cuillère à soupe de vinaigre blanc distillé

1/4 citron, jus, environ 2 cuillères à café

1/4 tasse d'huile d'olive extra vierge

1 cuillère à café de mayonnaise sans œuf

Devoirs

Mélanger tous les ingrédients de la vinaigrette dans un robot culinaire.

Mélanger avec le reste des ingrédients et bien mélanger.

Salade d'épinards, courgettes et amandes

Contenu:

6 à 7 tasses d'épinards, 3 bottes, parés

¼ courgette, coupée en deux dans le sens de la longueur, puis tranchée finement

3 cuillères à soupe de ciboulette ciselée ou râpée

16 tomates cerises

1/2 tasse d'amandes tranchées

1/4 oignon blanc tranché

Poivre et sel au goût

8 onces de fromage végétalien

Bandage

1 cuillère à soupe de vinaigre blanc distillé

1/4 citron, jus, environ 2 cuillères à café

1/4 tasse d'huile d'olive extra vierge

1 cuillère à café de sauce pesto

Devoirs

Mélanger tous les ingrédients de la vinaigrette dans un robot culinaire.

Mélanger avec le reste des ingrédients et bien mélanger.

Kale Concombre Tomate Tofu Ricotta Salade

Contenu:

6 à 7 tasses de chou frisé, 3 paquets, parés

1/4 concombre, coupé en deux sur la longueur, puis tranché finement

3 cuillères à soupe de ciboulette ciselée ou râpée

16 tomatilles vertes, coupées en deux

1/2 tasse d'amandes tranchées

1/4 oignon blanc tranché

Poivre et sel au goût

8 onces de tofu ricotta (tofitti)

Bandage

1 brin de coriandre, haché

1 cuillère à soupe de vinaigre blanc distillé

1/4 citron, jus, environ 2 cuillères à café

1/4 tasse d'huile d'olive extra vierge

1 cuillère à café de moutarde anglaise

Devoirs

Mélanger tous les ingrédients de la vinaigrette dans un robot culinaire.

Mélanger avec le reste des ingrédients et bien mélanger.

Salade mélangée de tofu aux amandes vertes et à la ricotta

Contenu:
6 à 7 tasses de mesclun, 3 paquets, coupé

1/4 concombre, coupé en deux sur la longueur, puis tranché finement

3 cuillères à soupe de ciboulette ciselée ou râpée

16 tomates, coupées en deux

1/2 tasse d'amandes tranchées

1/4 oignon blanc tranché

Poivre et sel au goût

8 onces de tofu ricotta (tofitti)

Bandage
1 brin de coriandre, haché

1 cuillère à soupe de vinaigre blanc distillé

1/4 citron, jus, environ 2 cuillères à café

1/4 tasse d'huile d'olive extra vierge

1 cuillère à café de mayonnaise sans œuf

Devoirs

Mélanger tous les ingrédients de la vinaigrette dans un robot culinaire.

Mélanger avec le reste des ingrédients et bien mélanger.

Salade végétalienne de tomates et de chou frisé au parmesan

Contenu:

6 à 7 tasses de chou frisé, 3 paquets, parés

1/4 concombre, coupé en deux sur la longueur, puis tranché finement

3 cuillères à soupe de ciboulette ciselée ou râpée

16 tomates cerises

1/2 tasse d'amandes tranchées

1/4 oignon blanc tranché

Poivre et sel au goût

Fromage parmesan végétalien (nourriture des anges)

Bandage

1 brin de coriandre, haché

1 cuillère à soupe de vinaigre blanc distillé

1/4 citron, jus, environ 2 cuillères à café

1/4 tasse d'huile d'olive extra vierge

1 cuillère à café de moutarde anglaise

Devoirs

Mélanger tous les ingrédients de la vinaigrette dans un robot culinaire.

Mélanger avec le reste des ingrédients et bien mélanger.

Salade végétalienne de tomates cerfeuil et parmesan

Contenu:

6 à 7 tasses de cerfeuil, 3 bottes, paré

1/4 concombre, coupé en deux sur la longueur, puis tranché finement

3 cuillères à soupe de ciboulette ciselée ou râpée

16 tomates cerises

1/2 tasse d'amandes tranchées

1/4 oignon blanc tranché

Poivre et sel au goût

Fromage parmesan végétalien (nourriture des anges)

Bandage

1 brin de coriandre, haché

1 cuillère à soupe de vinaigre blanc distillé

1/4 citron, jus, environ 2 cuillères à café

1/4 tasse d'huile d'olive extra vierge

1 cuillère à café de moutarde anglaise

Devoirs

Mélanger tous les ingrédients de la vinaigrette dans un robot culinaire.

Mélanger avec le reste des ingrédients et bien mélanger.

Bib Laitue Tomatillo et Tofu Salade de Fromage Ricotta

Contenu:

6 à 7 tasses de laitue, 3 bottes, parées

1/4 concombre, coupé en deux sur la longueur, puis tranché finement

3 cuillères à soupe de ciboulette ciselée ou râpée

16 tomatilles vertes, coupées en deux

1/2 tasse d'amandes tranchées

1/4 oignon blanc tranché

Poivre et sel au goût

8 onces de tofu ricotta (tofitti)

Bandage

1 brin de coriandre, haché

1 cuillère à soupe de vinaigre blanc distillé

1/4 citron, jus, environ 2 cuillères à café

1/4 tasse d'huile d'olive extra vierge

1 cuillère à café de mayonnaise sans œuf

Devoirs

Mélanger tous les ingrédients de la vinaigrette dans un robot culinaire.

Mélanger avec le reste des ingrédients et bien mélanger.

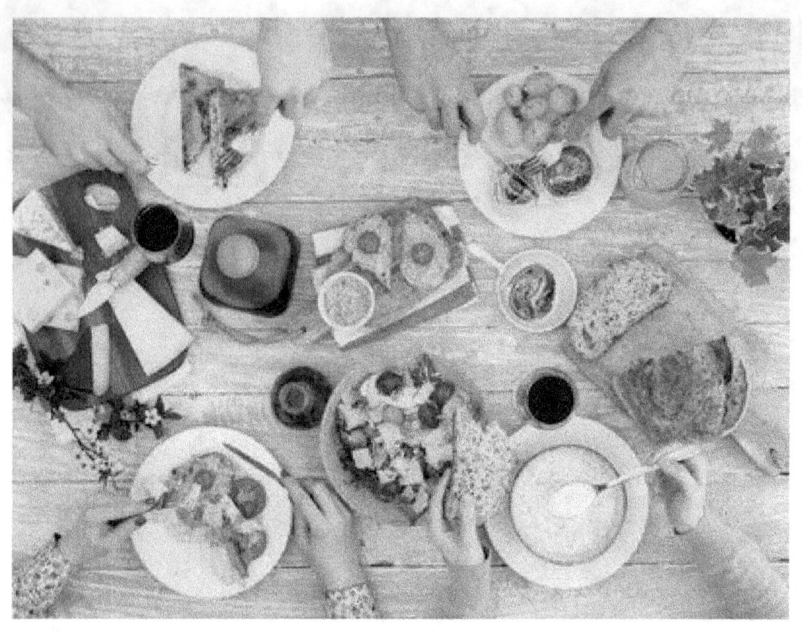

Salade d'épinards aux tomates et aux amandes

Contenu:

6 à 7 tasses d'épinards, 3 bottes, parés

1/4 concombre, coupé en deux sur la longueur, puis tranché finement

3 cuillères à soupe de ciboulette ciselée ou râpée

16 tomates cerises

1/2 tasse d'amandes tranchées

1/4 oignon blanc tranché

Poivre et sel au goût

8 onces de fromage végétalien

Bandage

1 brin de coriandre, haché

1 cuillère à soupe de vinaigre blanc distillé

1/4 citron, jus, environ 2 cuillères à café

1/4 tasse d'huile d'olive extra vierge

1 cuillère à café de moutarde anglaise

Devoirs

Mélanger tous les ingrédients de la vinaigrette dans un robot culinaire.

Mélanger avec le reste des ingrédients et bien mélanger.

Salade de tomates au chou nappa et au parmesan végétalien

Contenu:

6 à 7 tasses de chou Napa, 3 bottes, parées

1/4 concombre, coupé en deux sur la longueur, puis tranché finement

3 cuillères à soupe de ciboulette ciselée ou râpée

16 tomates, coupées en deux

1/2 tasse d'amandes tranchées

1/4 oignon blanc tranché

Poivre et sel au goût

Fromage parmesan végétalien (nourriture des anges)

Bandage

1 brin de coriandre, haché

1 cuillère à soupe de vinaigre blanc distillé

1/4 citron, jus, environ 2 cuillères à café

1/4 tasse d'huile d'olive extra vierge

Devoirs

Mélanger tous les ingrédients de la vinaigrette dans un robot culinaire.

Mélanger avec le reste des ingrédients et bien mélanger.

Salade d'endives, tomatilles et amandes

Contenu:

6 à 7 tasses de radicchio, 3 bouquets, parés

1/4 concombre, coupé en deux sur la longueur, puis tranché finement

3 cuillères à soupe de ciboulette ciselée ou râpée

16 tomatilles vertes, coupées en deux

1/2 tasse d'amandes tranchées

1/4 oignon blanc tranché

Poivre et sel au goût

Fromage parmesan végétalien (nourriture des anges)

Bandage

1 brin de coriandre, haché

1 cuillère à soupe de vinaigre blanc distillé

1/4 citron, jus, environ 2 cuillères à café

1/4 tasse d'huile d'olive extra vierge

1 cuillère à café de moutarde anglaise

Devoirs

Mélanger tous les ingrédients de la vinaigrette dans un robot culinaire.

Mélanger avec le reste des ingrédients et bien mélanger.

Salade de tomate chou frisé et tofu ricotta

Contenu:

6 à 7 tasses de chou frisé, 3 paquets, parés

1/4 concombre, coupé en deux sur la longueur, puis tranché finement

3 cuillères à soupe de ciboulette ciselée ou râpée

16 tomates cerises

1/2 tasse d'amandes tranchées

1/4 oignon blanc tranché

Poivre et sel au goût

8 onces de tofu ricotta (tofitti)

Bandage

1 brin de coriandre, haché

1 cuillère à soupe de vinaigre blanc distillé

1/4 citron, jus, environ 2 cuillères à café

1/4 tasse d'huile d'olive extra vierge

1 cuillère à café de mayonnaise sans œuf

Devoirs

Mélanger tous les ingrédients de la vinaigrette dans un robot culinaire.

Mélanger avec le reste des ingrédients et bien mélanger.

Salade de tomates au chou Napa et fromage ricotta au tofu

Contenu:

6 à 7 tasses de chou Napa, 3 bottes, parées

1/4 concombre, coupé en deux sur la longueur, puis tranché finement

3 cuillères à soupe de ciboulette ciselée ou râpée

16 tomates cerises

1/2 tasse d'amandes tranchées

1/4 oignon blanc tranché

Poivre et sel au goût

8 onces de tofu ricotta (tofitti)

Bandage

1 brin de coriandre, haché

1 cuillère à soupe de vinaigre blanc distillé

1/4 citron, jus, environ 2 cuillères à café

1/4 tasse d'huile d'olive extra vierge

Devoirs

Mélanger tous les ingrédients de la vinaigrette dans un robot culinaire.

Mélanger avec le reste des ingrédients et bien mélanger.

Salade de tomates aux betteraves tendres et fromage végétalien

Contenu:

6 à 7 tasses de jeunes pousses de betteraves, 3 paquets, parées

1/4 concombre, coupé en deux sur la longueur, puis tranché finement

3 cuillères à soupe de ciboulette ciselée ou râpée

16 tomates, coupées en deux

1/2 tasse d'amandes tranchées

1/4 oignon blanc tranché

Poivre et sel au goût

8 onces de fromage végétalien

Bandage

1 brin de coriandre, haché

1 cuillère à soupe de vinaigre blanc distillé

1/4 citron, jus, environ 2 cuillères à café

1/4 tasse d'huile d'olive extra vierge

1 cuillère à café de moutarde anglaise

Devoirs

Mélanger tous les ingrédients de la vinaigrette dans un robot culinaire.

Mélanger avec le reste des ingrédients et bien mélanger.

Salade de laitue super simple

Contenu:

1 tête de laitue, rincée, écrasée et râpée

Bandage

1/2 tasse de vinaigre de vin blanc

1 cuillère à soupe d'huile d'olive extra vierge

poivre noir fraichement moulu

3/4 tasse d'amandes finement moulues

sel de mer

Devoirs

Mélanger tous les ingrédients de la vinaigrette dans un robot culinaire.

Mélanger avec le reste des ingrédients et bien mélanger.

Salade de laitue facile

Contenu:
1 tête de laitue, rincée, écrasée et râpée

Bandage
2 cuillères à soupe. vinaigre de vin blanc
4 cuillères à soupe d'huile de macadamia
poivre noir fraîchement moulu
3/4 tasse d'arachides finement moulues
sel de mer

Devoirs

Mélanger tous les ingrédients de la vinaigrette dans un robot culinaire.

Mélanger avec le reste des ingrédients et bien mélanger.

Salade boston facile

Contenu:

1 tête de laitue Boston, lavée, déchiquetée et déchiquetée

Bandage

2 cuillères à soupe. vinaigre de cidre de pomme

4 cuillères à soupe d'huile d'olive

poivre noir fraichement moulu

3/4 tasse de noix finement moulues

sel de mer

Devoirs

Mélanger tous les ingrédients de la vinaigrette dans un robot culinaire.

Mélanger avec le reste des ingrédients et bien mélanger.

Salade de légumes mélangés facile

Contenu:
Une poignée de Mesclun, rincé, concassé et écrasé de palmes

Bandage
2 cuillères à soupe. vinaigre de cidre de pomme

4 cuillères à soupe d'huile d'olive

poivre noir fraichement moulu

3/4 tasse de noisettes finement moulues

sel de mer

Devoirs

Mélanger tous les ingrédients de la vinaigrette dans un robot culinaire.

Mélanger avec le reste des ingrédients et bien mélanger.

Salade de laitue

Contenu:

1 tête de laitue, rincée, écrasée et râpée

Bandage

2 cuillères à soupe. vinaigre balsamique

4 cuillères à soupe d'huile d'olive extra vierge

poivre noir fraîchement moulu

3/4 tasse d'arachides finement moulues

sel de mer

Devoirs

Mélanger tous les ingrédients de la vinaigrette dans un robot culinaire.

Mélanger avec le reste des ingrédients et bien mélanger.

Salade de laitue Boston glacée au balsamique

Contenu:

1 tête de laitue Boston, lavée, déchiquetée et déchiquetée

Bandage

2 cuillères à soupe. vinaigre balsamique

4 cuillères à soupe d'huile de macadamia

poivre noir fraîchement moulu

3/4 tasse d'amandes finement moulues

sel de mer

Devoirs

Mélanger tous les ingrédients de la vinaigrette dans un robot culinaire.

Mélanger avec le reste des ingrédients et bien mélanger.

Salade d'endives simple

Contenu:

1 tête d'endive, rincée, écrasée et émiettée

Bandage

2 cuillères à soupe. vinaigre de vin blanc

4 cuillères à soupe d'huile d'olive extra vierge

poivre noir fraîchement moulu

3/4 tasse de noix finement moulues

sel de mer

Devoirs

Mélanger tous les ingrédients de la vinaigrette dans un robot culinaire.

Mélanger avec le reste des ingrédients et bien mélanger.

salade de légumes mélangés

Contenu:

Une poignée de Mesclun, rincé, concassé et écrasé de palmes

Bandage

2 cuillères à soupe. vinaigre blanc distillé

4 cuillères à soupe d'huile d'olive extra vierge

poivre noir fraîchement moulu

3/4 tasse de noix de cajou finement moulues

sel de mer

Devoirs

Mélanger tous les ingrédients de la vinaigrette dans un robot culinaire.

Mélanger avec le reste des ingrédients et bien mélanger.

Salade de Boston aux cacahuètes

Contenu:

1 tête de laitue Boston, lavée, déchiquetée et déchiquetée

Bandage

2 cuillères à soupe. vinaigre de cidre de pomme

4 cuillères à soupe d'huile d'olive

poivre noir fraichement moulu

3/4 tasse d'arachides finement moulues

sel de mer

Devoirs

Mélanger tous les ingrédients de la vinaigrette dans un robot culinaire.

Mélanger avec le reste des ingrédients et bien mélanger.

Laitue Boston glacée au balsamique

Contenu:
1 tête de laitue Boston, lavée, déchiquetée et déchiquetée

Bandage
2 cuillères à soupe. vinaigre balsamique
4 cuillères à soupe d'huile de macadamia
poivre noir fraîchement moulu
3/4 tasse de noisettes finement moulues
sel de mer

Devoirs

Mélanger tous les ingrédients de la vinaigrette dans un robot culinaire.

Mélanger avec le reste des ingrédients et bien mélanger.

Laitue Bib avec Sauce aux Noix

Contenu:

1 tête de laitue, rincée, écrasée et râpée

Bandage

2 cuillères à soupe. vinaigre blanc distillé

4 cuillères à soupe d'huile d'olive extra vierge

poivre noir fraîchement moulu

3/4 tasse de noix finement moulues

sel de mer

Devoirs

Mélanger tous les ingrédients de la vinaigrette dans un robot culinaire.

Mélanger avec le reste des ingrédients et bien mélanger.

Laitue romaine avec sauce aux noisettes

Contenu:
1 tête de laitue, rincée, écrasée et râpée

Bandage
2 cuillères à soupe. vinaigre de cidre de pomme
4 cuillères à soupe d'huile d'olive extra vierge
poivre noir fraichement moulu
3/4 tasse de noisettes finement moulues
sel de mer

Devoirs

Mélanger tous les ingrédients de la vinaigrette dans un robot culinaire.

Mélanger avec le reste des ingrédients et bien mélanger.

Salade de légumes mélangés avec vinaigrette aux amandes

Contenu:

Une poignée de Mesclun, rincé, concassé et écrasé de palmes

Bandage

2 cuillères à soupe. vinaigre de vin blanc

4 cuillères à soupe d'huile d'olive

poivre noir fraîchement moulu

3/4 tasse d'amandes finement moulues

sel de mer

Devoirs

Mélanger tous les ingrédients de la vinaigrette dans un robot culinaire.

Mélanger avec le reste des ingrédients et bien mélanger.

Salade d'escaroles aux pistaches et vinaigre balsamique

Contenu:
1 tête d'endive, rincée, écrasée et émiettée

Bandage
2 cuillères à soupe. vinaigre balsamique
4 cuillères à soupe d'huile d'olive extra vierge
poivre noir fraichement moulu
3/4 tasse d'arachides finement moulues
sel de mer

Devoirs

Mélanger tous les ingrédients de la vinaigrette dans un robot culinaire.

Mélanger avec le reste des ingrédients et bien mélanger.

Laitue Bib avec sauce aux noix de cajou

Contenu:
1 tête de laitue, rincée, écrasée et râpée

Bandage
2 cuillères à soupe. vinaigre blanc distillé
4 cuillères à soupe d'huile de macadamia
poivre noir fraîchement moulu
3/4 tasse de noix de cajou finement moulues
sel de mer

Devoirs

Mélanger tous les ingrédients de la vinaigrette dans un robot culinaire.

Mélanger avec le reste des ingrédients et bien mélanger.

Salade de laitue romaine avec vinaigrette aux noix

Contenu:

1 tête de laitue, rincée, écrasée et râpée

Bandage

2 cuillères à soupe. Vinaigre de vin rouge

1 cuillère à soupe d'huile d'olive extra vierge

poivre noir fraichement moulu

3/4 tasse de noix finement moulues

sel de mer

Devoirs

Mélanger tous les ingrédients de la vinaigrette dans un robot culinaire.

Mélanger avec le reste des ingrédients et bien mélanger.

Salade de légumes mélangés avec vinaigrette aux amandes

Contenu:
Une poignée de Mesclun, rincé, concassé et écrasé de palmes

Bandage
2 cuillères à soupe. vinaigre balsamique
1 cuillère à soupe d'huile d'olive extra vierge
poivre noir fraîchement moulu
3/4 tasse d'amandes finement moulues
sel de mer

Devoirs

Mélanger tous les ingrédients de la vinaigrette dans un robot culinaire.

Mélanger avec le reste des ingrédients et bien mélanger.

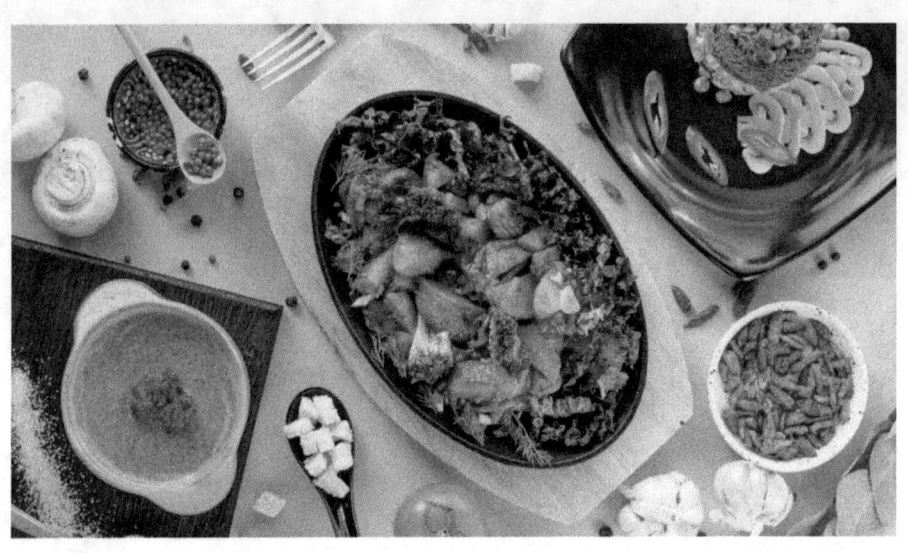

Salade de laitue romaine avec vinaigrette aux noix de cajou

Contenu:

1 tête de laitue, rincée, écrasée et râpée

Bandage

2 cuillères à soupe. vinaigre de cidre de pomme

4 cuillères à soupe d'huile d'olive

poivre noir fraîchement moulu

3/4 tasse de noix de cajou finement moulues

sel de mer

Devoirs

Mélanger tous les ingrédients de la vinaigrette dans un robot culinaire.

Mélanger avec le reste des ingrédients et bien mélanger.

Salade d'escaroles à la sauce aux noisettes

Contenu:
1 tête d'endive, rincée, écrasée et émiettée

Bandage
2 cuillères à soupe. vinaigre de vin blanc

4 cuillères à soupe d'huile d'olive extra vierge

poivre noir fraichement moulu

3/4 tasse de noisettes finement moulues

sel de mer

Devoirs

Mélanger tous les ingrédients de la vinaigrette dans un robot culinaire.

Mélanger avec le reste des ingrédients et bien mélanger.

Salade de laitue avec vinaigrette aux cacahuètes

Contenu:

1 tête de laitue, rincée, écrasée et râpée

Bandage

2 cuillères à soupe. vinaigre blanc distillé

4 cuillères à soupe d'huile de macadamia

poivre noir fraîchement moulu

3/4 tasse d'arachides finement moulues

sel de mer

Devoirs

Mélanger tous les ingrédients de la vinaigrette dans un robot culinaire.

Mélanger avec le reste des ingrédients et bien mélanger.

Salade de laitue Boston grillée

Contenu:
1 tête de laitue Boston, lavée, déchiquetée et déchiquetée

Bandage
2 cuillères à soupe. vinaigre de vin blanc
4 cuillères à soupe d'huile d'olive extra vierge
poivre noir fraichement moulu
3/4 tasse d'amandes finement moulues
sel de mer

Devoirs
Griller la laitue et/ou les légumes à feu moyen jusqu'à ce qu'ils soient légèrement carbonisés.

Mélanger tous les ingrédients de la vinaigrette dans un robot culinaire.

Mélanger avec le reste des ingrédients et bien mélanger.

Salade de laitue romaine grillée

Contenu:

1 tête de laitue, rincée, écrasée et râpée

Bandage

2 cuillères à soupe. vinaigre balsamique

4 cuillères à soupe d'huile d'olive extra vierge

poivre noir fraichement moulu

3/4 tasse d'arachides finement moulues

sel de mer

Devoirs

Griller la laitue et/ou les légumes à feu moyen jusqu'à ce qu'ils soient légèrement carbonisés.

Mélanger tous les ingrédients de la vinaigrette dans un robot culinaire.

Mélanger avec le reste des ingrédients et bien mélanger.

Salade Romaine Grillée et Vinaigrette aux Noix de Cajou

Contenu:

1 tête de laitue, rincée, écrasée et râpée

Bandage

2 cuillères à soupe. Vinaigre de vin rouge

4 cuillères à soupe d'huile d'olive

poivre noir fraîchement moulu

3/4 tasse de noix de cajou finement moulues

sel de mer

Devoirs

Griller la laitue et/ou les légumes à feu moyen jusqu'à ce qu'ils soient légèrement carbonisés.

Mélanger tous les ingrédients de la vinaigrette dans un robot culinaire.

Mélanger avec le reste des ingrédients et bien mélanger.

Salade de laitue grillée avec sauce aux amandes

Contenu:
1 tête de laitue, rincée, écrasée et râpée

Bandage
2 cuillères à soupe. Vinaigre de vin rouge
4 cuillères à soupe d'huile d'olive extra vierge
poivre noir fraîchement moulu
3/4 tasse d'amandes finement moulues
sel de mer

Devoirs
Griller la laitue et/ou les légumes à feu moyen jusqu'à ce qu'ils soient légèrement carbonisés.

Mélanger tous les ingrédients de la vinaigrette dans un robot culinaire.

Mélanger avec le reste des ingrédients et bien mélanger.

Chou nappa grillé avec sauce aux noix de cajou

Contenu:
1 tête de chou Napa, rincé, écrasé et râpé
½ tasse de câpres

Bandage
2 cuillères à soupe. vinaigre balsamique
4 cuillères à soupe d'huile de macadamia
poivre noir fraîchement moulu
3/4 tasse de noix de cajou finement moulues
sel de mer

Devoirs
Griller la laitue et/ou les légumes à feu moyen jusqu'à ce qu'ils soient légèrement carbonisés.

Mélanger tous les ingrédients de la vinaigrette dans un robot culinaire.

Mélanger avec le reste des ingrédients et bien mélanger.

Salade de laitue Boston grillée et salade de noix de cajou

Contenu:
1 tête de laitue Boston, lavée, déchiquetée et déchiquetée
½ tasse d'olives vertes

Bandage
2 cuillères à soupe. vinaigre de vin blanc
4 cuillères à soupe d'huile d'olive extra vierge
poivre noir fraîchement moulu
3/4 tasse de noix de cajou finement moulues
sel de mer

Devoirs
Griller la laitue et/ou les légumes à feu moyen jusqu'à ce qu'ils soient légèrement carbonisés.

Mélanger tous les ingrédients de la vinaigrette dans un robot culinaire.

Mélanger avec le reste des ingrédients et bien mélanger.

Salade de laitue grillée et olives vertes

Contenu:
1 tête de laitue, rincée, écrasée et râpée
½ tasse d'olives vertes

Bandage
2 cuillères à soupe. vinaigre de cidre de pomme
4 cuillères à soupe d'huile d'olive
poivre noir fraîchement moulu
3/4 tasse de noix finement moulues
sel de mer

Devoirs
Griller la laitue et/ou les légumes à feu moyen jusqu'à ce qu'ils soient légèrement carbonisés.

Mélanger tous les ingrédients de la vinaigrette dans un robot culinaire.

Mélanger avec le reste des ingrédients et bien mélanger.

Salade de laitue grillée et olives vertes

Contenu:
1 tête de laitue, rincée, écrasée et râpée
½ tasse d'olives vertes

Bandage
2 cuillères à soupe. Vinaigre de vin rouge
4 cuillères à soupe d'huile d'olive extra vierge
poivre noir fraîchement moulu
3/4 tasse d'amandes finement moulues
sel de mer

Devoirs
Griller la laitue et/ou les légumes à feu moyen jusqu'à ce qu'ils soient légèrement carbonisés.

Mélanger tous les ingrédients de la vinaigrette dans un robot culinaire.

Mélanger avec le reste des ingrédients et bien mélanger.

Salade de romaine grillée et câpres vertes

Contenu:
1 tête de laitue, rincée, écrasée et râpée
½ tasse de câpres vertes

Bandage
2 cuillères à soupe. vinaigre de cidre de pomme
4 cuillères à soupe d'huile d'olive extra vierge
poivre noir fraichement moulu
3/4 tasse d'arachides finement moulues
sel de mer

Devoirs
Griller la laitue et/ou les légumes à feu moyen jusqu'à ce qu'ils soient légèrement carbonisés.

Mélanger tous les ingrédients de la vinaigrette dans un robot culinaire.

Mélanger avec le reste des ingrédients et bien mélanger.

Salade Romaine Grillée et Câpres

Contenu:

1 tête de laitue, rincée, écrasée et râpée

½ tasse de câpres vertes

Bandage

2 cuillères à soupe. vinaigre de vin blanc

4 cuillères à soupe d'huile d'olive extra vierge

poivre noir fraîchement moulu

3/4 tasse de noix finement moulues

sel de mer

Devoirs

Griller la laitue et/ou les légumes à feu moyen jusqu'à ce qu'ils soient légèrement carbonisés.

Mélanger tous les ingrédients de la vinaigrette dans un robot culinaire.

Mélanger avec le reste des ingrédients et bien mélanger.

Salade d'olives noires de Boston grillées

Contenu:
1 tête de laitue Boston, lavée, déchiquetée et déchiquetée
½ tasse d'olives noires

Bandage
2 cuillères à soupe. vinaigre balsamique
4 cuillères à soupe d'huile de macadamia
poivre noir fraîchement moulu
3/4 tasse de noix de cajou finement moulues
sel de mer

Devoirs
Griller la laitue et/ou les légumes à feu moyen jusqu'à ce qu'ils soient légèrement carbonisés.

Mélanger tous les ingrédients de la vinaigrette dans un robot culinaire.

Mélanger avec le reste des ingrédients et bien mélanger.

Salade romaine grillée aux olives Kalamata

Contenu:
1 tête de laitue, rincée, écrasée et râpée

½ tasse d'olives Kalamata

Bandage
2 cuillères à soupe. Vinaigre de vin rouge

4 cuillères à soupe d'huile d'olive

poivre noir fraichement moulu

3/4 tasse d'amandes finement moulues

sel de mer

Devoirs
Griller la laitue et/ou les légumes à feu moyen jusqu'à ce qu'ils soient légèrement carbonisés.

Mélanger tous les ingrédients de la vinaigrette dans un robot culinaire.

Mélanger avec le reste des ingrédients et bien mélanger.

Laitue Roma aux olives vertes et sauce aux pistaches

Contenu:
1 tête de laitue, rincée, écrasée et râpée
½ tasse d'olives vertes

Bandage
2 cuillères à soupe. vinaigre de cidre de pomme
4 cuillères à soupe d'huile d'olive extra vierge
poivre noir fraîchement moulu
3/4 tasse d'arachides finement moulues
sel de mer

Devoirs

Mélanger tous les ingrédients de la vinaigrette dans un robot culinaire.

Mélanger avec le reste des ingrédients et bien mélanger.

Câpres de laitue romaine et vinaigrette aux amandes

Contenu:
1 tête de laitue, rincée, écrasée et râpée
½ tasse de câpres

Bandage
2 cuillères à soupe. vinaigre de cidre de pomme
4 cuillères à soupe d'huile d'olive extra vierge
poivre noir fraîchement moulu
3/4 tasse d'amandes finement moulues
sel de mer

Devoirs

Mélanger tous les ingrédients de la vinaigrette dans un robot culinaire.

Mélanger avec le reste des ingrédients et bien mélanger.

Laitue Boston avec cœur d'artichaut et sauce aux noix de cajou

Contenu:
1 tête de laitue Boston, lavée, déchiquetée et déchiquetée
½ tasse de coeurs d'artichauts

Bandage
2 cuillères à soupe. vinaigre de vin blanc
4 cuillères à soupe d'huile d'olive extra vierge
poivre noir fraîchement moulu
3/4 tasse de noix de cajou finement moulues
sel de mer

Devoirs

Mélanger tous les ingrédients de la vinaigrette dans un robot culinaire.

Mélanger avec le reste des ingrédients et bien mélanger.

Artichauts et coeurs d'artichauts glacés au balsamique

Contenu:

1 artichaut, lavé et écrasé

½ tasse de coeurs d'artichauts

Bandage

2 cuillères à soupe. vinaigre balsamique

4 cuillères à soupe d'huile de macadamia

poivre noir fraîchement moulu

3/4 tasse d'arachides finement moulues

sel de mer

Devoirs

Mélanger tous les ingrédients de la vinaigrette dans un robot culinaire.

Mélanger avec le reste des ingrédients et bien mélanger.

Artichaut sauce aux noix et olives vertes

Contenu:
1 artichaut, lavé et écrasé
½ tasse d'olives vertes

Bandage
2 cuillères à soupe. Vinaigre de vin rouge
4 cuillères à soupe d'huile d'olive extra vierge
poivre noir fraîchement moulu
3/4 tasse de noix finement moulues
sel de mer

Devoirs

Mélanger tous les ingrédients de la vinaigrette dans un robot culinaire.

Mélanger avec le reste des ingrédients et bien mélanger.

Laitue aux Olives Noires et Coeur d'Artichaut

Contenu:

1 tête de laitue, rincée, écrasée et râpée

½ tasse d'olives noires

½ tasse de coeurs d'artichauts

Bandage

2 cuillères à soupe. vinaigre de cidre de pomme

4 cuillères à soupe d'huile d'olive

poivre noir fraîchement moulu

3/4 tasse d'amandes finement moulues

sel de mer

Devoirs

Mélanger tous les ingrédients de la vinaigrette dans un robot culinaire.

Mélanger avec le reste des ingrédients et bien mélanger.

Coeur d'artichaut avec salade d'olives noires

Contenu:
1 tête de laitue, rincée, écrasée et râpée
½ tasse d'olives noires
½ tasse de coeurs d'artichauts

Bandage
2 cuillères à soupe. vinaigre de vin blanc
4 cuillères à soupe d'huile d'olive extra vierge
poivre noir fraîchement moulu
3/4 tasse d'arachides finement moulues
sel de mer

Devoirs

Mélanger tous les ingrédients de la vinaigrette dans un robot culinaire.

Mélanger avec le reste des ingrédients et bien mélanger.

Salade de coeurs d'artichauts et d'olives noires à la laitue Boston

Contenu:

1 tête de laitue Boston, lavée, déchiquetée et déchiquetée

½ tasse d'olives noires

½ tasse de coeurs d'artichauts

Bandage

2 cuillères à soupe. Vinaigre de vin rouge

4 cuillères à soupe d'huile d'olive extra vierge

poivre noir fraîchement moulu

3/4 tasse d'amandes finement moulues

sel de mer

Devoirs

Mélanger tous les ingrédients de la vinaigrette dans un robot culinaire.

Mélanger avec le reste des ingrédients et bien mélanger.

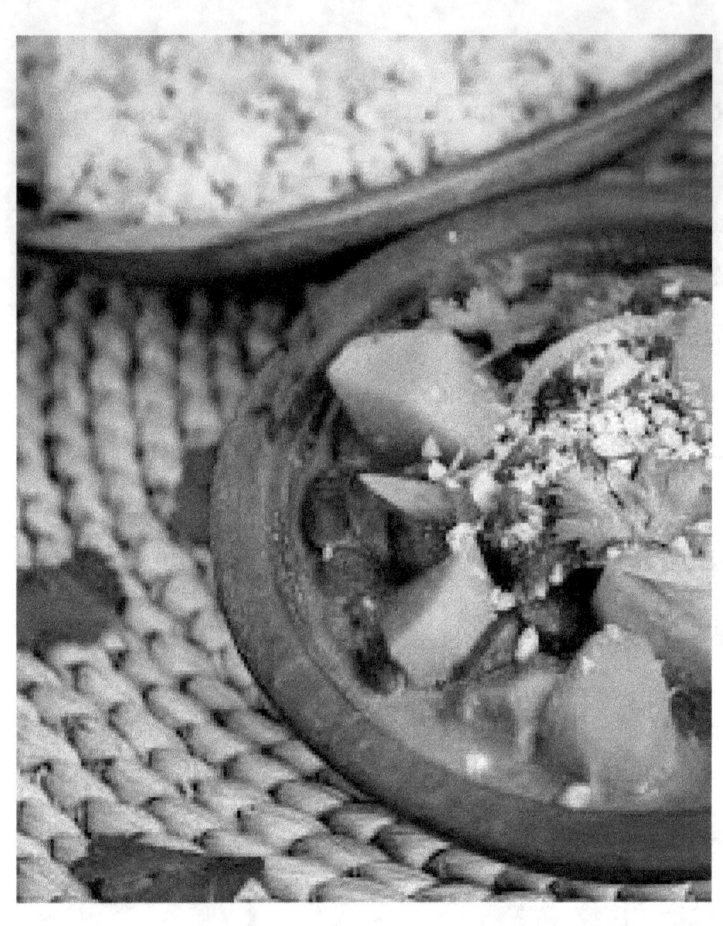

Salade de laitue romaine avec cœur d'artichaut et vinaigrette de macadamia

Contenu:

1 tête de laitue, rincée, écrasée et râpée

½ tasse d'olives noires

½ tasse de coeurs d'artichauts

Bandage

2 cuillères à soupe. vinaigre balsamique

4 cuillères à soupe d'huile de macadamia

poivre noir fraîchement moulu

3/4 tasse de noix de cajou finement moulues

sel de mer

Devoirs

Mélanger tous les ingrédients de la vinaigrette dans un robot culinaire.

Mélanger avec le reste des ingrédients et bien mélanger.

Bib Laitue Salade d'Olives Noires et de Cœurs d'Artichauts

Contenu:

1 tête de laitue, rincée, écrasée et râpée

½ tasse d'olives noires

½ tasse de coeurs d'artichauts

Bandage

2 cuillères à soupe. vinaigre de vin blanc

4 cuillères à soupe d'huile d'olive extra vierge

poivre noir fraichement moulu

3/4 tasse d'amandes finement moulues

sel de mer

Devoirs

Mélanger tous les ingrédients de la vinaigrette dans un robot culinaire.

Mélanger avec le reste des ingrédients et bien mélanger.

Laitue Boston au vinaigre de cidre de pomme

Contenu:

1 tête de laitue Boston, lavée, déchiquetée et déchiquetée

½ tasse d'olives noires

½ tasse de coeurs d'artichauts

Bandage

2 cuillères à soupe. vinaigre de cidre de pomme

4 cuillères à soupe d'huile d'olive extra vierge

poivre noir fraîchement moulu

3/4 tasse d'arachides finement moulues

sel de mer

Devoirs

Mélanger tous les ingrédients de la vinaigrette dans un robot culinaire.

Mélanger avec le reste des ingrédients et bien mélanger.

Salade romaine aux coeurs d'artichauts et vinaigrette aux noix de cajou

Contenu:
1 tête de laitue, rincée, écrasée et râpée
½ tasse d'olives noires
½ tasse de coeurs d'artichauts

Bandage
2 cuillères à soupe. Vinaigre de vin rouge
4 cuillères à soupe d'huile d'olive
poivre noir fraîchement moulu
3/4 tasse de noix de cajou finement moulues
sel de mer

Devoirs

Mélanger tous les ingrédients de la vinaigrette dans un robot culinaire.

Mélanger avec le reste des ingrédients et bien mélanger.

Salade de coeurs d'artichauts à la laitue et aux olives vertes

Contenu:

1 tête de laitue, rincée, écrasée et râpée

½ tasse d'olives vertes

½ tasse de coeurs d'artichauts

Bandage

2 cuillères à soupe. Vinaigre de vin rouge

4 cuillères à soupe d'huile de macadamia

poivre noir fraîchement moulu

3/4 tasse de noix finement moulues

sel de mer

Devoirs

Mélanger tous les ingrédients de la vinaigrette dans un robot culinaire.

Mélanger avec le reste des ingrédients et bien mélanger.

Bib Laitue Salade Kalamata Olive et Coeur d'Artichaut

Contenu:

1 tête de laitue, rincée, écrasée et râpée

½ tasse d'olives Kalamata

½ tasse de coeurs d'artichauts

Bandage

2 cuillères à soupe. vinaigre de vin blanc

4 cuillères à soupe d'huile d'olive extra vierge

poivre noir fraîchement moulu

3/4 tasse d'amandes finement moulues

sel de mer

Devoirs

Mélanger tous les ingrédients de la vinaigrette dans un robot culinaire.

Mélanger avec le reste des ingrédients et bien mélanger.

Salade de laitue, mini maïs et cœur d'artichaut

Contenu:
1 tête de laitue, rincée, écrasée et râpée

½ tasse de maïs miniature

½ tasse de coeurs d'artichauts

Bandage
2 cuillères à soupe. vinaigre balsamique

4 cuillères à soupe d'huile de macadamia

poivre noir fraichement moulu

3/4 tasse de noix de cajou finement moulues

sel de mer

Devoirs

Mélanger tous les ingrédients de la vinaigrette dans un robot culinaire.

Mélanger avec le reste des ingrédients et bien mélanger.

Salade de mini-carottes avec laitue Boston et cœurs d'artichauts

Contenu:
1 tête de laitue Boston, lavée, déchiquetée et déchiquetée
½ tasse de mini-carottes
½ tasse de coeurs d'artichauts

Bandage
2 cuillères à soupe. vinaigre de vin blanc
4 cuillères à soupe d'huile d'olive extra vierge
poivre noir fraichement moulu
3/4 tasse d'arachides finement moulues
sel de mer

Devoirs

Mélanger tous les ingrédients de la vinaigrette dans un robot culinaire.

Mélanger avec le reste des ingrédients et bien mélanger.

Salade de laitue, olives noires et mini maïs

Contenu:

1 tête de laitue, rincée, écrasée et râpée

½ tasse d'olives noires

½ tasse de mini maïs en conserve

Bandage

2 cuillères à soupe. vinaigre de cidre de pomme

4 cuillères à soupe d'huile d'olive

poivre noir fraîchement moulu

3/4 tasse d'amandes finement moulues

sel de mer

Devoirs

Mélanger tous les ingrédients de la vinaigrette dans un robot culinaire.

Mélanger avec le reste des ingrédients et bien mélanger.

www.ingramcontent.com/pod-product-compliance
Lightning Source LLC
Chambersburg PA
CBHW071233080526
44587CB00013BA/1602